巨大なる空転

中澤正夫
Nakazawa Masao

風媒社

巨大なる空転

◉

目 次

はじめに

本書のテーマは「学会」と「政治」です。それは「医学」と「医療」と言い換えてもいいと思います。医学の進歩と医療の充実は、密接に関係していますが、同時並行しません。日本においては、「結核」や「ハンセン病」の歴史がそれをよく示しています。医学の発達が医療に反映するまでに長い闘いや苦悩の歴史がありました。ここで論じるのは精神医学と精神医療分野です。わが国の精神医学と医療の分野において、ある時期まではそれぞれが相補的にその役割を果たしていました。ある時期から今日に至るまで、両者の関係が損なわれてきたために、国際的に見ても、日本は精神医療分野において大きな後れを来しています。

西欧や北欧を先頭に精神医療は「地域医療」に移行し、「入院治療」は急性期対応の人口万対5床ほどを残し、廃止されてきています。5床もごく短期入院です。わが国では、相変わらず万対28床ほどの入院者を抱え、1年以上の長期入院者は20万人、そのほとんどが高齢の精神病者です。それは、精神医療の遅れだけでなく、精神保健・福祉も含めた「政治」の遅れでもあります。

こういった認識のもとに「学会」と「政治」を論じなければならないと考えてきました。2004年に「学会」と「政治」についてのひとつの文章を発表（「精神とリハビリテーション」誌8巻2号、2004年11月）して以来、「昭和40年代の政治の季節・学会の混乱の分析」を避けて通れない仕事と強く意識してきました。

「昭和40年代の政治の季節・学会の混乱の分析」とは一体なんのことなのか。昭和40年代の「政治の季節」に起きた「学会の混乱」が、日本の精神医学の歩みを遅らせ、精神医療改革を大きく遅らせた「実害」とともに、深刻な「日本精神神経学会」の権威の低下という「後遺症」をもたらしていることは、多くの人が指摘しています。それがなぜ起きたのか、どういう経過をたどって今日に至っているのかを明らかにする必要があります。それは、医学史的な興味ではなく、日本の精神医療の遅れの現実と今後の打開の道について、共通の認識のもとに「政治」に働きかけてゆくことが「学会」に求められているからです。

以下、「政治の季節・学会の混乱」について、筆者の体験をもとにして、その当時書き残したもので未発表なもの、また問題が起きた当時は一部しか見えなかったが、その後全容が明らかになってきたことから当時を振り返ってみます。

学会の混乱の本格化は金沢学会からであり、学会執行部とも言うべき、理事会が不信任され、長らく暫定理事会のもと制約された運営となって以降であることはよく知られています。ところが、その後よく検討してみるとこの理事会不信任案は成立していなかったのです（第1章で詳述）。この発見もこれらの振り返り作業をするエネルギーとなりました。まだ遅くはない。この私的「振り返り」が、先に述べた「実害」と「後遺症」の取り戻しのために寄与できれば幸いです。

序章◉「脱施設化」問題——日本の精神医療改革の遅れの象徴

脱施設化とは、精神障害者治療に病院は不要になってきたということです。開放病棟化から、さらに進んで、患者さんの暮らしている場で、その社会生活を支えることが、最も治療的、回復の可能性が高いということがだんだんとわかってきました。生活を支えるのですからメインの支援者は医師ではなくても良いわけです。それは昭和40年代からの英国の経験主義の成果ですが、決定的であったのはイタリアのトリエステでの病院廃止実践（バザーリア）の成功、それに代わる地域ケアのネットワークづくりと生活支援づくりでした。イタリアは、地方分権法が強いので、一気に病棟廃止になったわけではありませんが、西欧・北欧の国々は続々と地域ケアーへと舵を切り、急速に病棟の閉鎖がはじまっています。関係者の合意はリカバリーの維持（多少症状は残っていても社会生活できれば良い）であり、国がそれに合意するのは、病院に囲い込む高い設備費や医療費より安上がりであり、その施策の結果、将来、新しい納税者となる可能性が増し、國益をもたらすと計算しているからと考えられます。

いずれにせよ世界の精神科医療は激変しています。ひとり、わが国だけ精神科病院中心でまわっており、そこには行く場所のない長期入院者を抱えています。その入院生活での処遇の現状は、平成26年にわが国が批准した国連の「障害者権利条約」に照らせば、多くが「人権侵害」にあたるでしょう。

しかるに、相変わらず国は、超長期入院者が高齢であるので、あと数年で病床は人口万対15ほどになると計算しているようで、積極的な手を打とうとしません。結核やハンセン病対策と違うのは、精神科病院の多くが私立であるということです（ベッドの89％）。精神医療は元祖、民間委託なのです。精神科の入院費は安く、内科などの約3分の1であり、その代わり、医師一人が受け持てる入院患者数は一般科（16人）の3倍、48人（医療法特例）です。この低医療費では精神科病院は、医療改善の原資を産み出せません。精神科医療の基本となる「患者との人間的接触時間」を持つゆとりができません。普通にやっていれば経営が成り立ちません。いい医療をすればするほど損をするという構造になっているからです。それを知っているので、国も甘い監査で見逃してきたと言えるでしょう。しかし、ここへ来て入院費の逓減制（長く入院していると入院費が安くなる）が敷かれ、満床率も80％台となり、私立病院の経営は完全に行き詰まってきています。病院から西欧並みの脱施設化を発想するゆとりはありません。精神科病院協会としては、収入と既得権を守るため、これまで以上に国にすり寄る以外はない状況ですが、このままではジリ貧と、地域化、脱施設化への研究・検討がはじまっています。

精神医療がここまで追い詰められた要因は、遠く、昭和40年代に集中的に起きた多岐な錯綜した多くの出来事に由来していると私は考えています。それを、あえて以下の三つに絞って論をすすめます（互いに関係しあったことなので論述が重複しますし、「一」は長く、くどくどしいので、「二」、「三」にあたる部分から読みだしてくださっても結構です）。巻末に筆者作成の年表があります。それにざっと目を通し、金沢学会、東大精神科紛争のはじまりと終焉など年代関係を把握して読んでいただくと、一層わかりやすいと思います。

一、日本精神神経学会の第66回金沢学会を契機に進んだ同学会の変質
（無力化と世界からの立ち遅れ）
二、東大精神科病棟の暴力的占拠の長期化
三、地域精神学会の破壊による日本の地域精神医療・医学への悪影響

これらのことは、筆者も直接かかわったことであり、「学会」と「政治」が係わる中心的出来事です。しかし、これまで、真正面からこれらに触れられたことはほとんどなく、むしろ、皆避けて

通ってきた問題です。これらについて筆者の体験と、その後明らかにされた事実に基づいて当時を振り返り論述していきます。

なにしろ50年ほど前のことなので、わが国の精神障害者処遇の簡単な戦後史と筆者が精神科医になった当時（1963年＝昭和38）の精神医療（ことに精神科病院）の様子、精神神経学会の様子を少し長くなりますが触れておきます。ご存じの方は飛ばして読んでください。

＊
＊

戦前の精神障害者の処遇は、大雑把に言って三つに分けられる。「精神科病院や自宅で療養を受けていたもの」「私宅監置」「神社仏閣で、加持祈禱・水治療法（滝打ち）を受けていたもの」である。入院療養はごく一部の富裕層だけで、二つ目、三つ目が代表的な処遇であった。明治維新後、最初に制定された精神障害者処遇に関する法は、相馬事件を期に制定された「精神病者監護法」（1900）で、私宅監置を公認するものであった。その私宅監置の悲惨さを実態調査し、廃止を世に問うたのが、呉秀三《くれしゅうぞう》東大教授であることは、よく知られている。その結果「精神病院法」が成立し（1919）、各県に公立精神科病院の設置が義務付けられた。しかし時あたかも第一次世界大戦後、列強入りした日本は軍拡に追われ、県立精神科病院設置は数県にとどまり、呉が切望した私宅監置廃止は温存された。県立病院を設置できなかった県は大きな私立精神科病院をもってこれに充てた（代用病院）。そのため私宅監置はかえって増えてしまっている。1931年当時精神科病床数は、人口万対2・4（療養所を含む）であり、絶対的病床不足であった（ドイツ32、米25、英16）。

その公立病院も第二次世界大戦末期は、悲惨なもので、松沢病院の入院統計では昭和19年（1944）は入院患者の31・2％、20年敗戦の年には40・8％が死亡し、ほとんどが餓死であったとある。

1950年（昭和25）、「精神衛生法」が施行され、「精神病者監護法」「精神病院法」は廃止となった。私宅監置は廃止され、精神障害者の「精神病院以外の入院」は禁止となった（「私宅監置」は実際には昭和40年くらいまで残った）。こうなると精神科病床の絶対量が不足であった。政府はここでも、従来からある私立精神科病院の増床を諮った。それでも足らず1960年（昭和35）、医療金融公庫をつくり民間精神科病院の新設・増床に便宜をはかった。ここから精神科病院新設・増床ブームが起こり、医師でない経営者が続出し、それまで地域の中でケアされていた慢性患者まで狩り立てられ入院させられ、入院者数は急増していった。

1963年（昭和38）第2回のセンサス（精神患者の全国実態調査）が行われ、総数124万人・要入院28万人、要外来41万人・有病率は千対12・8人（軽い知的障害や軽度のアルコール依存症を除く）という結果を得た。これはその後何回か行われた不完全なセンサスと違って信憑性の高いものであった。調査は精神科医と保健師との直接訪問が基本だった。
1964年（昭和39）、ライシャワー事件（統合失調症の少年が駐日米大使を刺す）が起こった。国際外交上の大問題であり、直ちに「精神衛生法」の「改正」が発議され、翌40年、改正された。警察官通報などの治安強化もされたが「保健所を精神衛生の第一線機関とする」「総合精神衛生センターの設置」「外来公費負担制度」の導入などの医療強化も決められ、国は「病院医療から地域医療への転換」と自画自賛したが、その後も「入院中心施策基本」は変わらなかった。しかし、この改正問題で闘った精神科医や家族、関係者たちの中から「本書」の中心登場層が生まれてきている。

戦後どんな治療が行われていたか、振り返ってみよう。松沢病院では1947年（昭和22）に早くもロボトミーがはじまっている。持続浴や作業療法や「遊び療法」に比して斬新・積極的なものであったからであろう。昭和34年まで続けられている。それは、たちまち全国に広まったが、人格変化を中心とする重篤な後遺症をもたらした。それ故にロボトミーをやらない医師も少なくなかった。当時の中心的治療法は電気痙攣療法で、1クール10回を基本としていた。電気痙攣療法はその後施行法の改善があったが、その効果は今と変わりはない。ほかには持続睡眠療法、インシュリンショック療法などが試みられた。積極的治療として、注目を浴びていたのは「進行麻痺」（第4期梅毒）に対するマラリア療法であった。進行麻痺は当時、精神神経科の担当であって、決して珍しい病気ではなかった。そのため、大きな病院ではマラリア三日熱菌を保持するために、他患に植え継ぐという措置がとられた（進行麻痺の激減で、この悪行も消滅し、硫黄や腸チフス・パラチフスワクチンにとってかわられた）。

戦後の民主化の波は精神科病院にもおよび、患者をもっと人間的に扱おうとする試みは、ロボトミーと並行して盛んになった。それは「開放・準開放」への流れであり、作業療法やレク療法への流れであった。鉄格子で囲まれ、悪臭に満ちた旧い病棟をいきなり改造はできなかったが、集団的な作業やレクが取り入れられ、個別的にも外出や院外作業までが試みられた。これらの試みは「働きかけ・トータルプッシュ」などと呼ばれていた。これらを一気に加速したのは昭和34年（1959）ごろから本格化したクロルプロマジンなどの薬物療法である。薬物療法導入時の患者・病棟の劇的な変化は筆者も先輩から聞かされていた。これで精神病は治るのではと、大きな期待を持ったという。筆者が医師になったのは昭和38年（1963）である。すでに、薬物療法に対する限界が囁かれていた。クロルプロマジン大量療法（1400mg／日）などが試みられていたが、効果がなかった。それでも新薬が出るとすぐにそれに飛びついていた。ほかにインシュリンショック療法や持続睡眠療法が盛んでその習得が新人の勧めであった。症状が激しい時や興奮時には、電気痙攣療法である。それも静脈麻酔・有痙攣療法である。発熱療法は、腸チフス・パラチフスワクチンを使っていた。

筆者が働きだした群馬大学附属病院精神科病棟は、木造平屋建て40床で、もとは鍵・鉄格子付であった。昭和33年（1958）から、教室挙げての「分裂病再発防止五か年計画」がはじまっていた。これは、松沢病院で行われていた「働きかけ・トータルプッシュ」＋「薬物療法」を発病初期の患者に施したら「どれだけ再発が防げるか」見ようとするプロスペクティブな集団研究であった。その第一歩が「退院した後も遊びに来たくなるような楽しい療養環境づくり」であった。そのため、保護室をなくし、格子を外し、鍵をなくし、患者自治会をつくり、受け持ち医の外来—入院一貫性、機能別看護、自由度（どこまで外出していいかを医師と患者と毎週取り決める）を採用した。筆者が入局した時は、すでに完全開放病棟であり、新人が学ぶべきことはこの「開放制」維持のための共通努力であった。まず納得入院（患者さんが得心するまで説得する）、それでも無断離院は頻回に起こる。従って夜勤から日勤への看護師申し送りへの医師出席、全入院患者の病状変化を共時共有し、拡散するスモールミーテングは欠かせなかった。離院が起これば、探し人となり、興奮時には看護士となることがまず求められた。口ではなく体で職種を超えたチームワークを学ばされた。

当時の精神神経学会は、評議員会、理事会の選考は「民主的」手続きによって行われていたが、実質的には、評議員は、ほぼ各大学教授・助教授、公・私的大病院長の独占であり（根回しされた選挙）、評議員でないと総会会長はできなかった。理事選出も同様であり、その構造は各種委員会や科研費分配にも連動していた。理事長は東大教授が担うことが慣習化されており、学会事務局も東大精神科教室内にあった。年1回の総会は、各大学の持ち回りであり担当した大学にとっては一大イベントであった。若手にとっては総会での演題発表は登竜門であり、毎年、数多くの一般演題が発表された。会員数の割には、参加者が多く、遠方の学会ともなれば一週間の出張であった（第61回総会＝盛岡＝三浦信之会長では上野—盛岡間に臨時列車が出た）。問題は、総会・学会開催の費用である。学会本部からはわずかな準備金しか出なかった。開催担当大学に入る準備金以外の正式な収入は、学会参加費のみである。それでは会場費や歓迎イベント代、当日の人件費などには全く足りないので、その対策は大会会長と教室の裁量に任されていたのである。地元の各種団体（精神病院も含む）、自治体などの賛助金や個人の寄付でも足らず、製薬会社や医療機器会社からの賛助金は欠かせないものであった。その代わり、会場内に製薬会社や医療機器メーカーのブースはつきものであった。

参加者（会員）にとっても、この事情はまったく同じであった。大学や病院の公費で出張できるものは少なく（あっても、持ち出しが多く）、少なからぬ人が出入りの製薬会社の便宜を受けていた。担当のプロパーが学会開催地に先乗りして便宜を図るという時代であった。精神科病院勤務医にとっても、この関係は同じであった。便宜を受ければ、製薬会社に便宜を図らねばならずこの〝悪しき〟「持ちつ、もたれつ関係」は多くの会員を悩ませていた。長く続いていた慣習なので、生活してゆくために従っていたが、内心忸怩《じくじ》たる思いはくすぶり続けていた。本書で述べる金沢学会の混乱の中で、多くの会員が最後まで参加したのも精神医学・医療の真の改革の可能性を期待していたからと考えられる。

第１章◉第66回精神神経学会での学会乗っ取りと変質

１――〝革命的〟と言われた金沢学会の実態

この節では、革命的と言われる１９６９年（昭和44）に開かれた第66回学会総会（金沢学会）の真相と果たした役割を明らかにする。

金沢学会混乱の序曲

１９６５年（昭和40）の精神衛生法改正から金沢学会までは４年ある。この期間様々なことが起こっている。精神神経学会外部での動きもあったが、学会批判・変革の動きの方が目立っている。学会として取り組んだのは63回総会（昭和41）シンポジウム「地域精神医学、その理論と実践」である。その秋には病院精神医学懇話会（前橋）でも、シンポ「よくなった患者がなぜ退院できないか」が注目を浴びた。また、精神障害者の運転免許剥奪の政府案に対して学会挙げて反対をし、成果を挙げている。精神神経学会執行部に対する厳しい批判は「刑法改正問題」、就中「保安処分」新設であった。日弁連は組織あげて反対運動を行っていたが、精神神経学会の刑法問題委員会（会長・中田修氏）は賛成で、医療処分、労作処分のほかに、「去勢」まで考慮されていた。保安処分対象の定義（精神病質＝累犯者）の曖昧さと拡大解釈の危険性（政治運動、労働運動への）を指摘する若手会員は、その撤回を求めていた。その中心にいたのは、関口進、小沢勲、小池清廉氏らの京大精神科若手グループとそのまとめ役高木隆郎氏であった。それに呼応した江熊要一氏（群馬大）、岡田靖雄氏（東大）らは、このことを通して学会変革の会：通称「スッポン会」を結成する。まず、学閥で調整された学会評議員会に風穴を開けることに成功している（江熊、岡田、高木氏の評議員当選）。また、江熊、菱山、中澤（筆者）ら群馬グループの提案で地域精神活動を担うコ・メディカルの加わった「地域精神医学会」を誕生させている。この会は全国の保健師の1割が参加するまでになったが、京大グループの「地域医療は地域保安処分」批判で、6回で頓挫した。スッポン会は、同床異夢の会だったので、金沢学会で事実上崩壊した。

金沢学会までの5年間で一番大きな出来事は、インターン制度反対闘争の盛り上がりである。それを旗印に「青年医師連合（青医連）」が、結成された。医学生共通の問題であり、学会認定制度と同じく医育制度の問題でもあった。青医連として入局してきた彼らは、結果的に、金沢学会の混乱を下支え、強化することになったが、思想的には鋭い政治セクト対立を内包していた。

ＷＨＯから、Ｄ・クラークがわが国に派遣され、いわゆる「クラーク勧告」（１９６８年＝昭和43）を提出したのもこの時期である（昭和42年11月—昭和43年2月滞在、9県8都市で、15の精神病院、五つの精神衛生センターなどを精力的に視察している）。勧告内容は、「病棟中心医療の改善、生物学的精神医学から、社会精神医学への転換」と括れると思うが、政府はそれを全く無視し、その後の学会混乱の中では、地域医療への展開は「地域保安処分」との批判を受けている。もっとも、クラークもまた、当時すでにアウトリーチ（訪問医療）を展開し最も成果を挙げていた群馬の地に足を運んでいない。

金沢学会の背景—長崎学会と東大紛争

前年（１９６８年3月）に開かれた長崎学会では、評議員会では可決された臺弘《うてなひろし》理事長提案の「学会認定医」制度新設は、総会では紛糾し議長裁量で採決されなかった。その後の扱いは金沢学会に持ち越されていた。「認定医」問題をめぐって、長崎では現在の悲惨な精神医療下では、時期尚早・有害とする若手代表・金沢彰氏（大阪大・助手、当時）と担当理事、順天堂大・懸田克躬理事との、ディベートが企画され、海外（カナダ）から林宗義氏らも特別講演者として参加している。総会では提案者・理事長臺弘氏の願いむなしく、採決に至らなかった。反対者は幅広く、いろいろな主義主張の人たちの連合であり、総会はしばしばヤジ・怒号に包まれたが一定の節度は守られていた。参加していた筆者から見ても、それ以外は従来の学会と変わりなく、演題発表も行われたし、製薬会社の接待活動などもいつも通りであった。金沢氏の主張は全国行脚して各地の若手と討論し共同作成されたものであった（金沢パンフ）。

1968年（昭和43）1月、医学部卒後研修問題に端を発した東大闘争は、ストライキに発展、全学共闘会議ができ、その中で、東大精神科は10月13日、医局解散決議、21日「東大精神科医師連合」を結成、「講座制解体・大学解体」を掲げた。しかしその後「確認書」の交換（1969年1月、医学部を除く7学部、2月に医学部）と「全共闘」が立てこもった「安田講堂」への警察機動隊導入により収拾された。東大精神科に生き残った急進・極左集団は、焦りを強め、「精神科医師連合」は公選制を打ち出し、講師・助手の辞表提出を決議。5月12日、精神科常勤医一同名で「東大精神科医師連合の正しい発展のために」という「医師連合」をいさめる文章が出されている。精神科医師連合結成の動きは、関西に飛び火し、関西精神科医師連合が結成（1969年4月—5月）され、金沢学会の講演者に演題取り下げによる学会批判を呼びかけている。また資料集「精神科医療の現状と問題点」を発行している。また、京大精神科から、学会対策として、慶応大精神科や武蔵療養所などへのオルグが出されている。これが金沢学会前の状況である。学内で追い込まれた東大の急進極左集団と京大精神科を中心とする関西精神科医師連合は、金沢学会前日会合し、金沢学会「混乱」計画、任務分担、それによる「失地」の回復を計画している。

金沢学会後、東大では5月28日、1年4か月ぶりに医学部授業が再開され、9月精神科常勤者、非常勤者全員による「教室会議」が結成される。「医師連合」側は、これに対して、精神科病棟実習を暴力で阻止。ここから長きにわたる「病棟占拠」がはじまっている。金沢学会は、そういう意味で、エポックとなった学会であり、よくも悪しくも、すべての問題点が凝集している

二つの報告にみる金沢学会

「精神神経学雑誌」（「精神経誌」）に掲載された「金沢学会」の「報告」は二つあり、一つは71巻第5号に掲載された同総会会長の島薗安雄氏による「第66回日本精神神経学会総会について」（以後、「島薗報告」と呼ぶ）と、もう一つは同誌71巻第6号に掲載された「日本精神神経学会第66回総会の報告」がある。後者は理事会報告であるが掲載文末に「文責　高木隆郎」とあるので「高木報告」と呼ぶ。

「島薗報告」は、お詫びに終始し、「傍聴者発言許可の問題」や理事会不信任がどのように進められたのかも抜け落ちている。全く予想外の学会運営だった（予定された演題発表、シンポジウムできず）と述べるにとどまっている。島薗会長は、理事の一員にもかかわらず理事側提案に冷やかである。医師連合側に圧倒され続けていたとも言えるが、「会長責任」も「自己責任」も取れないものと言わざるをえない。

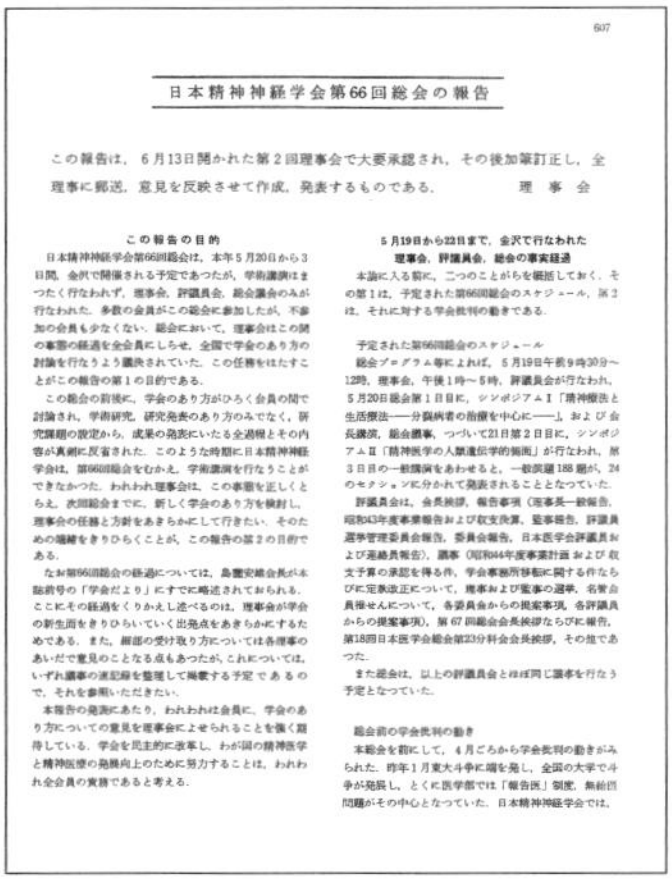
607

日本精神神経学会第66回総会の報告

この報告は，6月13日開かれた第2回理事会で大要承認され，その後加筆訂正し，全理事に郵送，意見を反映させて作成，発表するものである．　理事会

この報告の目的

5月19日から22日まで，金沢で行なわれた理事会，評議員会，総会の事実経過

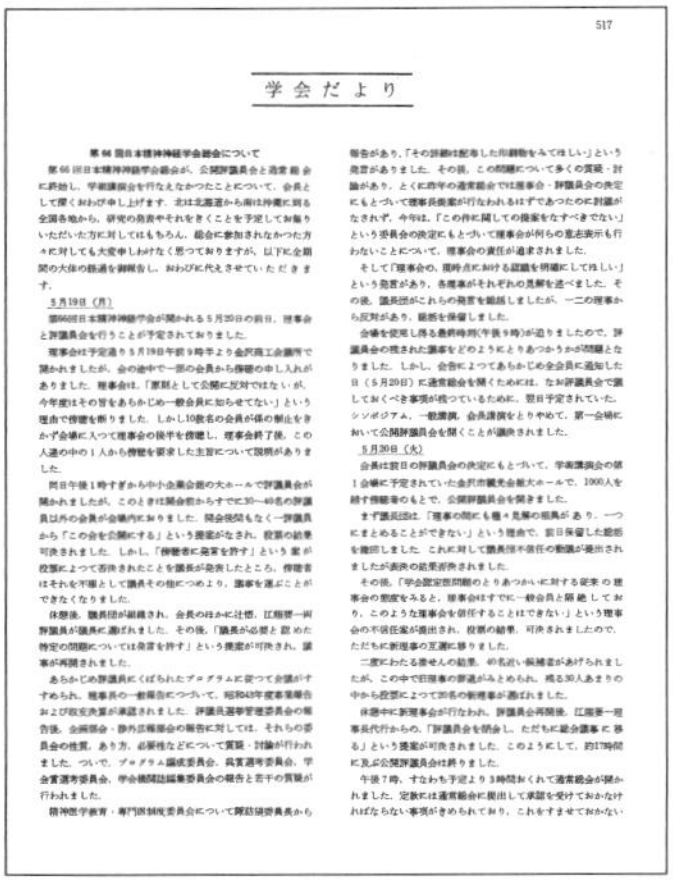
517

学会だより

第66回日本精神神経学会総会について

5月19日（月）

「精神経誌」第71巻5号に掲載された「島薗報告」（右）と6号掲載の「高木報告」（左）。学会総会報告が2つ出たのは、後にも先にも第66回総会だけ。

「高木報告」は、経過を追って書かれているが、これでは、なお金沢学会の全貌を掴むことができない。高木氏は金沢学会混乱企画の首謀者の一人であり、経過に忠実に書いているが、いたるところで関西精神科医師連合の主張が強調され、画期的な新生面を切り開いたというトーンで終始している。資料として、関西医師連合作成パンフの要約まで載せている。そこには「精神障害者から医療を剥奪する帝国主義的医療再編合理化が各大学精神科医局講座制の支配者である教授会連合としての学会という運動組織を通して具体的に受容され、貫徹され今日に至っている」とある。

この二つの報告は、正式な学会報告であるが、金沢学会の実態を掴むには不適切である。

金沢学会が評議員会から荒れはじめ、総会で議すべき議案の合意を取り付けられないまま、本来の学術発表の日々を潰して続けられ、暫定理事を選出したのみで、辛くも学会存続し得た顛末は、以上二つの報告では出席していた会員でも理解できないであろう。出席していなかった筆者にとって、理解できたのは、「総会議事録」（「精神神経誌」71巻11号）を読んでからであった。従って、以下「総会議事録」を下敷きに、「金沢学会」の全貌に迫ってみる。

一番の注目点は、評議員会での理事会不信任決議は「可決」ではなく「否決」だったことである。あの混乱では無理もない、と許すわけにいかない「大失態」である。

2——「総会議事録」にみる金沢学会の詳細

第66回日本精神神経学会は、島薗安雄会長のもと、1969年5月19日「評議員会」、20、21、22日が「総会」のはずであったが、紛糾し、異常な大会となった。その様子は「総会議事録」として精神神経学雑誌71巻11号（1969・11）に詳しく載っている。これは大会本部の速記録と総会本部総務を務めた金沢大学精神科助教授（当時）山口成良氏の記録ノートをもとに、岡田靖雄、原田憲一、原俊夫の3理事が編集したもので、個人名の入った発言・討論が厳密かつ丁寧に記載されている（192頁にわたり、11号のほぼすべてである）貴重なものである。この議事録の発表、学会誌での掲載は、総会趣旨による理事会決定である。これにより金沢学会の紛糾の様子は出席していない会員や後世の人も知ることができる。しかし、ドキュメントではないので、各人の発言内容、議事の混乱などはよくわかるが、会場内の雰囲気（ヤジ・怒号など）は断片的にしか伝わってこない。

評議員会（この年、改選されたばかりであった）や総会3日間の混乱の様子を上記「議事録」にしたがって経時的に紹介、整理していく。

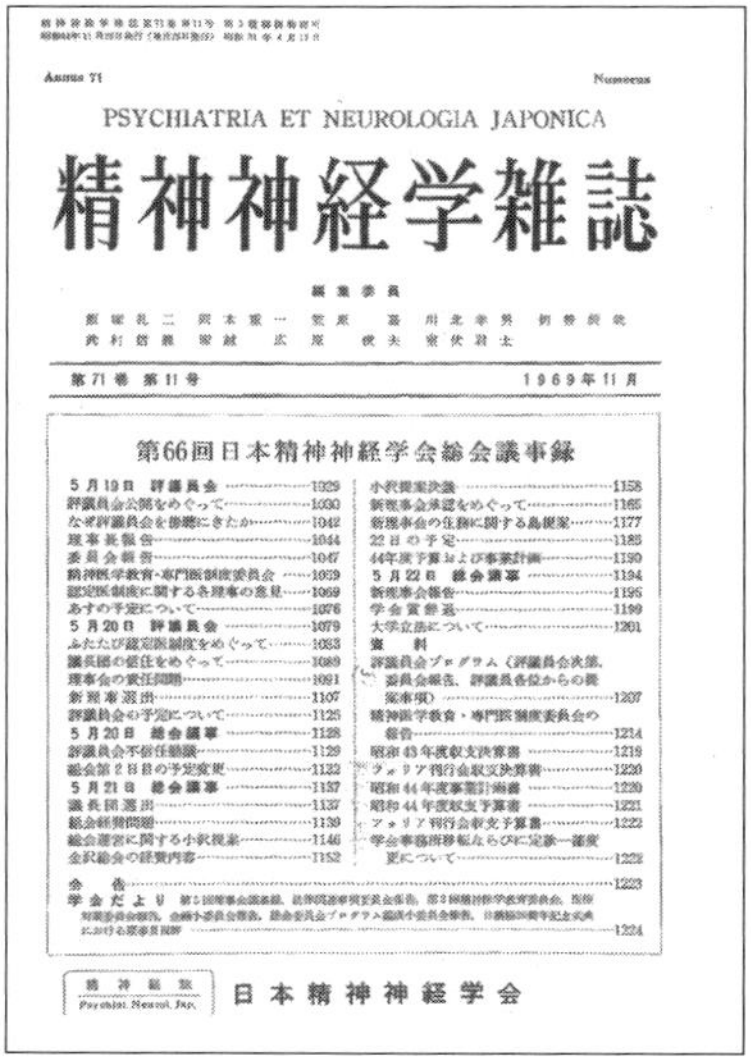

Annus 71　Numerus

PSYCHIATRIA ET NEUROLOGIA JAPONICA

精神神経学雑誌

編集委員

第71巻 第11号　1969年11月

第66回日本精神神経学会総会議事録

5月19日 評議員会……1029
評議員会公開をめぐって……1030
なぜ評議員会を傍聴にきたか……1042
理事長報告……1044
委員会報告……1047
精神医学教育・専門医制度委員会……1059
認定医制度に関する各理事の意見……1069
あすの予定について……1076
5月20日 評議員会……1079
ふたたび認定医制度をめぐって……1083
議長団の信任をめぐって……1089
理事会の責任問題……1091
新理事選出……1107
評議員会の予定について……1125
5月20日 総会議事……1128
評議員会不信任動議……1129
総会第2日目の予定変更……1132
5月21日 総会議事……1137
議長団選出……1137
総会経費問題……1139
総会運営に関する小沢提案……1146
金沢総会の経費内容……1152
小沢提案決議……1158
新理事会承認をめぐって……1165
新理事会の任務に関する島提案……1177
22日の予定……1185
44年度予算および事業計画……1190
5月22日 総会議事……1194
新理事会報告……1196
学会賞辞退……1199
大学立法について……1201
資料
評議員会プログラム（評議員会決議、委員会報告、評議員各位からの提案事項）……1207
精神医学教育・専門医制度委員会の報告……1214
昭和43年度収支決算書……1219
フォリア刊行会収支決算書……1220
昭和44年度事業計画書……1220
昭和44年度収支予算書……1221
フォリア刊行会収支予算書……1222
学会事務所移転ならびに定款一部変更について……1222
会告……1223
学会だより……1224

精神経誌 Psychiat. Neurol. Jap.　日本精神神経学会

金沢学会の議事録を掲載した「精神経誌」第71巻11号（1969年11月）

はじめに評議員会も含め4日間の経過概略を示す。

混乱の4日間

5月19日、午後からはじまった評議員会（半日で終了予定）の冒頭、高木隆郎評議員から「一般会員の傍聴と発言を認めよ」との緊急提案が出された。「傍聴は認めるが発言は認めない」と決まったが、傍聴者からの激しい抗議で「議長団の裁量の許、必要な項目については、傍聴者の発言」を認める、となって議事が進みだした。

「専門医制度」報告では、前年学会（長崎）で「認定医制度」について大会承認を得られなかった件について、理事長の責任追及がはじまり、引き続き各理事への追及がはじまった。そのため総会で承認を受ける他の項目（予算、決算など）を審議する時間がなくなってしまい、翌日のシンポジウムや学術講演を削って評議員会を続行することになった。これは異例なことであった。これまでは、理事会提案は、評議員会をすらすら通っていたからである。

翌20日は学会初日、シンポジウムや個人演題発表が中止となり、参加一般会員が大勢見守るという中で、評議員会が続行され、「認定医」問題をめぐって現理事会不信任案が提出され可決（この項後述。議長と三浦教授が演じたトリックともとれる行為の結果で、実は否決であった）。その後、新理事の選考に移り、午後８時、新理事が決まり、評議委員会を終了。

午後８時50分より総会開催（出席会員433名、１／10を超えていたので成立）。翌日（学会２日目）も学術発表を取りやめて「総会議事」続行だけを決めた。定款により、総会日時、議案は決まっていたので、午後８時50分より急遽、総会に切り替え、「翌日も総会続行」という異例な決定をしたのである。予算・決算などが通らないと学会が潰れてしまうからである。この時間まで433人の会員が評議員会を傍聴していたので大会が成立したのである。

５月21日。９：30より昨日に引き続き、総会議事。事業報告、収支決算のところで、「25万円（学会本部から金沢学会への支援金）でこんな学会がやれるのか」という追及があり、金沢大学の無給医も含め、教室員全体が運営費を拠出した事実が明らかにされた。大塚副会長から「製薬資本との癒着を断つために、主催者側の工夫としてやらざるを得なかった」との説明があった。

その後、新理事長・理事候補の辞退が相次ぎ、新理事候補の正当性について疑義続出。江熊氏は「評議員会を解散し、新しく選ばれた評議員から新理事を選びなおすべき」と主張、関西精神科医師会議若手から、「一旦、学会を解散すべき」との発言。いずれも高木、八木氏や議長団の説得で「暫定内閣的意味の理事会」との位置づけという限定条件つきで、新理事は総会承認され、理事長代行の江熊要一氏より、新理事会の任務が整理され報告されて、ようやく新理事会が発足・承認された。そして翌日（学会3日目）も学術発表を取りやめ「総会議事」を行うことを決定。

22日9：00、定足数に達せず。島薗議長からこれまでの経過説明、一般演題の発表取りやめ、理事会不信任の説明がなされる中、10：43、定足数に達し総会成立。学会賞辞退あり。ついで、大学立法反対の議論中、定足数を割り、昼食休憩。13：37再開するも定員に足せず（262名）総会議事続行不能となり総会終了となった。

このように、学術発表一切なしという異例の大会となった。理事会が罷免され、「暫定内閣的」な理事会を作ることによって「学会解体」を辛うじて乗り切ったのである。攻撃を仕掛けた側にとっても、仕掛けられた側にとっても〝予期せぬ〟成り行きとなった。攻撃を仕掛けた方にとってみれば、大学講座制・学会解体がスローガンであったはずなのに、なぜ解体を止めたのか？　疑問の残るところである。

金沢学会以後の総会は、学術発表をほとんど行わず、「戦後の精神医学医療の総点検」という統一スローガンのもと、シンポジウム（「あるべき姿」「医療理念」「社会的テーマ」）に終始する。「学会」を学術発表の場と狭くとれば、攻撃側はまさに「学会を解体した」のである。同時に「自らの主張を発表する場として、公認・公的舞台を手に入れた」とも言える。そして金沢学会での手法「傍聴を許し、発言をも許す」という民主主義の履き違え（すり替え）がその後多くの学会で使われていった。

「傍聴者発言と民主主義」

次に問題の「総会議事録」をもとに、経時的により詳しく検討してみる。

議事録を読んだ人がまずびっくりするのは、傍聴者に発言を許し、その発言が先議され、振り回されていく過程である。それを基本的に止める論理構成や勇気を、議長、理事会、評議員とも持っていなかったことである。各科学会の中でも精神科学会は民主的と自負していた向きがあった。その民主主義が、いかに〝ものわかりがよく〟、未熟であったかを露呈してしまったと言える。

評議員会に先立って同日の午前に開かれた理事会でも、中山宏太郎氏以下、一般会員が入り込み傍聴を求めたが理事会はこれを拒否している。しかし、その拒否理由からして、「傍聴許可を全会員に知らせていないので……今いる人だけに許可できない」と腰砕けであった。午後の評議員会の会場には、はじまる前から小沢勲氏らをリーダーとする「一般会員」30〜40名が詰めかけていた。それを問題にすることなく議長（島薗安雄氏）は、定数を満たしているとして開会を宣言、「会長あいさつ」を行っている。これでは、はじめから、すでに「傍聴」を容認していることになる。きわめて不審なことで、本来は理事会と同じ理由でもいいから、一般会員の退出を求めるべきであった。詰めかけた会員が多すぎたのか、何か他の圧力があったのかわからないが、現実の進行は会長挨拶直後、高木隆郎評議委員より、この会の公開を求める動議が出された。「傍聴を許し、希望者の発言も許可する」という動議である。すぐに島成郎評議委員が「支持発言」をしたため、「評議員会公開」の可否を先議議題として取り上げると議長が発言している。切替辰哉氏（岩手医大）から、公開の定義、発言を許すことの疑義が出されたが、議長は公開を二段階に分け、「傍聴許可」と「発言も許可」とし議事を進めた。これは入念に練られた作戦（その一部は議長にも事前に伝えられていた……と疑りたくなるような）である。引き続き極左・急進派の一人、山下剛利氏が「会を公開してはいけないという決まりはない、今は若い人の意見を聞くべき」と発言し、小池清廉評議員も「なぜ非公開にしなければならないか…意見を問いたい」と呼応した。これに対して公開はいいが「傍聴者がこのように騒ぎ立てるのは、困る」という趣旨の発言（西丸、切替、奥村、高坂氏ら）が続く。本来は総会も、理事会も公開であるべきという意見に、臺理事長は「理事会非公開」の理由（前述）を繰り返している。間接民主主義を踏まえて、反論しているのは秋元波留夫氏のみである（「理事会・評議員会も民主主義のルールにのっとって選ばれ、会員を代表して詮議し、その結果は総会にかけられて、決定は機関誌に載る、これは〝一種の〟公開である。だがその「公開」の質が疑われている以上、評議員会諸氏の意見を問うべきであろう」＝筆者要約）

「公開」には、条件が先議されるべきという発言が相次ぐのは、すでに会場に一般会員が入りこんでいて、自分たちの意に沿わぬ発言に、非難、罵声を浴びせ、落ち着いた審議ができなかったからである。しかるに議長は動議を「傍聴許可」と「発言も許可」の2段階に分けて審議を進めようとした。傍聴許可に対しては、三浦岱栄教授*（慶応）から、これは採決するまでもないのだから「挙手」で、という思いがけない提案があり、会場の雰囲気からして、それは「望ましくない」とする意見が出たが島薗議長は挙手を求め、「数えるまでもなく賛成多数」と「傍聴許可」を決めてしまった。江副勉氏の、「傍聴者を信頼していい学会を育てていこう…」という〝おっとりした〟発言に続き、小池清廉氏より、島薗議長一人が隣の理事長（臺弘氏）と相談しながらやるというのは、議事運営を混乱させるだけなので議長団を結成すべきとの提案があった（この議長団づくりはその後の学会総会で踏襲されていくことになる）。議長はついで、公開・傍聴の条件（傍聴者の発言許可・不許可）を諮った。「許可」（金沢彰氏ほか）、「不許可」（平田宗男・高坂　秋元氏ら）の発言があった。許可は「もっと若い人の意見を反映すべきだ、発言しても議決権はないのだから」、不許可は、評議員は何のために選ばれたのか、これでは（間接）民主主義が壊れてしまう」であった。不許可意見を封じたのは、島成郎評議員の「この評議員会は、この2月選ばれたものであり、昨年の長崎学会の認定医問題も討論していない、今日が初会合である。したがって学会執行部が用意した議案を討論するだけでは済まされない」であった。理路整然としているが、民主的手続きという「争点」をずらし、この場の混乱を正当化するものであった。そして、島氏以上にいぶかしいのは、傍聴者の発言許可問題も挙手で早く決めよう、という三浦岱栄教授の発言であった。彼はこれ以後も、肝心なところで急進派を利する言動を見せている。

＊この学会の前、京大の中山宏太郎・松本雅彦氏らが慶応大学の馬場謙一、河合洋、北穣之介氏を訪れて、打ち合わせをした、という記録がある（「追悼藤沢敏雄先生の歩んだ道」精神医療編集委員会編、批評社、２０１０・５）

傍聴者の発言の許可問題は、議長提案の挙手採決には反対が多く、投票となった。傍聴者のヤジ・怒号の威圧の中で真意を問うには、挙手よりも投票の方がいいのは、当たり前である。この投票実施期間中に「議長団」問題が討議されている。議長団を置くことは、賛成多数。精神科医師連合から1名（高木隆郎氏案）、議長推薦で2名という「二つの案」は挙手で否決され、推薦・

自薦候補者から選ぶこととなった。

推薦がはじまったところで、「傍聴者の発言の可否」を問う投票結果が出、「傍聴者の発言不可」と決まった（122票中、可40、不可72）。会場は騒然となった。ここで傍聴者である小沢勲氏が「一般会員の権利を評議員会でそういう形で決めることはおかしい、われわれは一般会員の権利として要求している」と、滔々と抗議発言をしている。彼の発言内容よりも、今決めたばかりの「傍聴者の発言不許可」を小沢氏により破られていることを、評議員会も議長も咎めだてしていないのである。記録には「会場騒然、〈議事運営について〉との発言、その他発言するもの多く、聴取不能、会場混乱」とある。

こうなると、誰が議長団として加わるかが、大きな焦点となる。それまでに推薦を受けていた4名は、自分の意見・信条を披瀝せざるを得なくなる。江熊要一氏（群馬大）は「一般会員の発言に賛成である、しかし、他人の発言中にそれを妨害・中断させるような今の雰囲気の中では自信がないので辞退」、辻悟氏（大阪大）は「自分は傍聴者の発言を可としている、それでは議長になりえない」、今泉恭二郎氏（徳島大）「次期会長であるので、今展開している様子を見つめたい…」、元吉功氏（明治学院大）「辞退」。

これら議長団候補の発言途中、諏訪望氏（北大教授）の、一定の問題（たとえば、認定医問題など）については傍聴者からの発言を許してもいいのではないかという妥協提案があり、平田宗男評議員が直ちに反対、高木隆郎氏が即賛成している。諏訪案では傍聴者の発言可が実質的に復活してしまうからである。議長団候補にはその後、原田憲一氏（武蔵療養所）も加わり、議論が錯綜する。結果は「議長団判断で必要と認めたものについては、傍聴者の発言を許可する」と決めてもらわなければ議長団へは入れないと議長団候補者が主張、議事運営に厳密だった辻悟氏も折れ（「一事不再議」…一度決めたもの（傍聴者発言不可）は再審議しない…にもとるが、ここではそうこだわる必要はない、と）、傍聴者の発言問題の再審議・採決に移っている。ここでも挙手で「議長団が必要を認めた特定の問題については傍聴の人たちの発言を許可する」が問われ122名中、96名が賛成に回った。評議員各氏もまた〝ものわかりがよかった〟のである、それを受けて、議長団の選出（残った3候補、江熊・原田・辻から2名連記投票）が行われ、江熊・辻氏が加わった議長団が結成された。きわめて手が込んでいるが結果的には厳密な手続きを踏むことを前提とする民主主義を内側から崩していく策略にのってしまった…と言える。

短い打ち合わせ休憩後、議長団はまず、「なぜ傍聴に来ているか、10分以内でその趣旨を話すよう」傍聴者に要請（！）小沢勲氏（京大・関西精神科医師会議）が、精神科医師会議の認識と見解を滔々と述べた。議長団とすればガス抜きと考えたのだろうが、以後、あらゆるところで好き勝手に発言をする前例を与えてしまった。午後1時からはじまった評議員会は、議長団結成までに2時間半以上かかっている。それまで予定された総会関連議事はストップしていた。理事長報告がはじまったのは、小沢演説の後である。

ながなが書いてきたのは、以後、多くの関連学会が、この金沢学会方式で混乱・崩壊していったからである。暴力こそなかったが、ヤジ・怒号の中、多くの評議員は威圧されて発言しなかったし、無記名投票以外では抵抗力を発揮しえなかった。極左急進派は、内外呼応して、作戦を立てており、なるべく挙手による採決にもっていこうとしていた。高木隆郎氏や山下剛利氏などだけでなく、隠れ同調者（？）（慶応・三浦教授のように）の果たした役割も大きい。

ここまでの段階で金沢学会は、終焉、ケリがついてしまったと言ってよい。

島成郎氏のようにはっきりした「セクト」（ブンド＝共産主義者同盟）もいたが、多くは精神科医師会議という急進改革団体名を名乗っている。そしてその動きに、日共（日本共産党）系と目されていた人たちも巻き込まれ、時に共闘している。平田宗男氏（熊本保養院）のように最後までブレなかった人もいるが、多くの人が「下からの学会改革」という点で、同調波を持っており、前年の長崎学会時に共闘した急進派の一部が「変貌したこと」（反共・極左セクト化し、勢いを増した）に気付いていない。長崎学会までは「呉越同舟」であったからであろう。これはあとから振り返って言えることであるが、その時日共・新医協系は「急進派は今も革新・民主派である」と思い行動しているフシが窺える。「迂闊であり、対応が後手に回ってしまっている」と言える。

金沢学会を経時的に引き続き検討分析してみる。

混乱のまま評議員会、翌日へ持ち越す

傍聴問題でもめた評議員会は、開会後2時間余経って、ようやく委員長報告や各委員会報告がはじまる。しかし、精神医学教育・専門医制度委員会報告（内容は文書として当日配布された）に至って、議論沸騰、紛糾する。昨年の学会の大問題であった認定医問題について、今学会は見送った（?）からである（委員会報告は当日、文書として配られた）。それについて高木・島・小池評議員らや傍聴者が激しく執行部を追及し、「認定医問題」について出席各理事一人ひとりを詰問するといった〝吊し上げ〟とも言うべき場面が展開する。この段階ですでに午後8時をまわっており、まだ予算関係をはじめ新理事の選出等、評議員会の決議を経なければ明日の総会に掛けられない議題を多く残していた。誰の目にも時間切れである。議長団から、明日の会長講演を取りやめて続行、原田評議員から、明日のすべてのプログラムをつぶして評議員会続行や、明日の総会にこのまま委ねるなどの収拾案が出されたが、原田氏案（明日も評議員会を朝から開催）が108名（定数150名：1／3出席で成立）中62名の賛成で可決し午後9時26分解散。かくして学会第1日目の評議員会は、翌日の予定（シンポジウム、一般発表）をすべてキャンセル、評議員会継続のみを決めて終わった。そうしないと明日と会告してある総会で議すべきことが、決まらず学会は解散となるからである。

ちなみに、評議員会（第1日）での発言回数を見ると、会長（議長）25回、議長団（辻12回、江熊8回）は別として、次のようになる（敬称略）。

27回・高木隆郎、17回・臺弘（理事長）、14回・三浦岱栄、岡田靖雄、13回・島成郎、諏訪望、10回・平田宗男、9回・西尾友三郎、小沢勲（傍聴者）、原田憲一、8回・小池清廉、7回・切替辰哉、5回・秋元波留夫、懸田克躬、（4回以下省略）。

傍聴者発言は、

9回・小沢勲、5回・山下剛利。4回・関口進、3回・中山宏太郎、2回・森下

全発言数は232である。傍聴者発言は25、不明者発言5である。出席評議員（理事を含む）は最後の時でも108名いた。役目上の発言や一人ひとり発言を求められた理事を含めても発言者は48人である。それから推計するに評議員の6割ほどの人が一言も発言していないことになる。会の混乱以上に、その異様さを物語っている。

理事会不信任案〝採決〟の「怪」……不信任案は成立していなかった！

第2日目。詰めかけた大勢の一般会員を前に、評議員会再開。議長の昨日の経緯説明直後、小沢会員が立ち「なぜ傍聴したか」を説明している。直ちに金沢彰評議員より、「この会は、傍聴者が増えているが、臨時総会ではなく、まだ評議員会の続きである、それ（議長団要請時のみ発言

可）をはっきり守っていただきたい！」との苦言あり。その後、再び認定医問題が議論され、島評議員より、長崎学会であれだけ論じられた認定医問題を今回取り上げないことにした理事会の責任追及がはじまる。賛否両論が多くの人から出され、紛糾し議長団不信任まで出された。議長団が認定医問題をぼやかして医学教育問題一般へとミスリードしているという批判である。居直った議長団は自らの「信任・不信任」の投票を求め、105票中、信任91、不信任13であった。誰がやっても、勝手な傍聴者の発言（議長団が必要と認めた時のみとの許可条件を破ってしまう）では、収拾は難しかったのであろうが、記録を読む限り、議長団、ことに島薗会長の議長ぶりは、動揺が激しく、傍聴者の発言はフリー、優先の風さえあった。議長団信任投票時すでに午前11時過ぎであった。ここでやっと「認定医問題」と「理事会信任問題」を分けて議事を展開させ後者を先議とした。横井晋（群馬大）評議員より、理事会の信任を問う動議が出され、島評議員より、昨日と同じく、各理事の意見表明を求める発言が続いた。「ここは評議員会なので昨日やったことをもう一度やる必要はない」（金沢、平田、新福…）、「やるべきだ」（岡田、石川、新海…）、「大勢の会員の前だからこそやるべき」（小澤）、「不信任理由がこの一年何もしなかった、というのなら担当理事として説明をさせよ」（懸田）など発言が錯綜した後、理事会不信任の採決に移っている。このあたりの議長の混乱ぶりはひどく、挙手にするか投票かを問うてみたり、投票と決まると、これは「理事会の信任を問う」という提案を評議員会が取り上げるかどうかの投票であると説明、次に、「信・不信任を問う」と答えている。「何について投票するのかわからない、これでは横井提案（「理事会の信任を問う」）の議決にならないではないか」の声があがった。この時、次のようなやり取りが交わされていることに留意を喚起したい。

三浦（慶応）　理事の信任を問うのでしょう。理事に投票用紙を配っていいのですか。

議長（島薗）　理事には配らないで…。

投票結果は、「信任を問う」89、「問わない」27、白票2、無効1であった。ここで昼休みに入っている。

午後再開後、理事信任問題の原因となった「認定医問題」について取り上げる旨議長（島薗）発言が先行し、諏訪委員長や臺理事長からの説明があった。それに対して傍聴者も含めた理事追及の発言が約1時間続いたのち、議長は「理事会信任・不信任」の投票を求めている。その時も島薗議長は、

「では投票をやらしてもらいます。理事の方は、投票権はありませんから、理事以外の方ただけで……」

と発言している。

「理事擁護の意見がない！　これでは、自民党の強行採決だ！」という声（小池）に対して議長（辻）は、「結果に不満なら、まだ総会が残っている」と切り返している。関西精神科医連合らは、このまま（投票したの）では「理事会信任」と読んでいたようである。結果は、投票総数82／「信任」33、「不信任」46、白票1、無効2で「不信任」と決まる。これを見て「理事たちは謝罪せよ」（高木）、「個人攻撃は無用」（不明氏）をはじめ場内騒然とする中で、直ちに新理事選出がはじまる。高木氏の発言を見ていると、彼にとっても思いがけない展開だったようである。

ここでは、この「不信任」そのものが「不成立・無効」であったことに言及したい。この投票では、欠席していた理事3人（金子仁郎・島崎敏樹・小沼十寸穂氏）と議長団（島薗理事・江熊・辻評議委員）を除く、16名の出席理事の投票権を奪っていた。理事は評議委員から選ばれるので、当然評議員であり投票権がある。これを加えると投票総数は98となり、「信任しない」は過半数を割り「理事会不信任案」は不成立となる。仮に16名の理事が「信任する」に投票したとすると、「信任する」は49となり半数となる。これも「半数」（過半数ではない）なので成立しない。だから、不信任案は不成立なのである。このことに会長・理事会や学会事務局は全く気づいていない。島薗会長は誤りへの道を指示してしまったことになる。理事会不信任案は成立していなかったのである。前掲31ページの「＊」（島薗・三浦発言）を見てほしい。また、あえて不信任案を出さなくても、現理事は今学会で任期切れのため、改選が行われることになっていたのである。「不信任案提出」の政治的意図は明白である。
だが現実は不信任成立を踏まえて進んでいく。

新理事選出の杜撰さと流会

理事選出は定款により評議員、4名連記で互選と決まっている。立候補、および推薦で理事候補をまず選ぶ（金沢氏提案）が通り、30分休憩の後、26名が推薦された（定員20名）。うち不信任されたばかりの前理事会の理事が9名入っていたうえ、会場に不在の人も推薦されていた。「理事会を不信任したのであって個人を不信任したわけではない」と「前理事は候補者として不適格」と意見が分かれた。前理事の辞退に係わりなく、それでも選ぶ自由は評議員にある、との意見もあった。前理事の辞退を認めると、他の被推薦者も辞退してしまうことを予想した発言、（これでは学会が）「割れる、選挙の形式論議はやめよう」（高木隆郎氏）、「学会方針の根本的な転換を覚悟」（栗原雅直氏）などの発言があった。ここでも議長（島薗氏）は、挙手で前理事の辞退を諮り、91票で可決している。

記録を読んでいると、初めから急進派の統帥者だった高木氏が、初めて出した妥協案なのであるが、議長団はそれを嗅ぎ取ることはできなかったのである。島薗議長は、すぐに前理事以外の被推薦者（不在を含め17名）の意見表明を求めた。認定医問題や大学管理法などに対する考えの表明を求めたのであるが、理事不適格、辞退表明が4名ほど出た。不在の白木博次氏は推薦者の大熊輝雄氏が、同じく不在の江副勉、立津政順氏については推薦者の岡田靖雄氏が考えや人柄を紹介した。定員20名に足らないため、第二次の追加推薦が行われ14名加わった。同じ表明、推薦理由説明（不在者）が行われ、辞退者2名が出た。表明の中では精神病院の問題を少しも取り上げないことの不満を表明した竹村氏の発言が目についた。直ちに31名を候補として選挙が行われた。投票結果は次の通りであった。

1	江熊要一	36票	11	平田宗男	13票
2	大熊輝雄	33票	11	今泉恭二郎	13票
3	保崎秀夫	30票	11	切替辰也	13票
4	江副　勉	27票	14	佐藤壱三	10票
5	岡田靖雄	24票	14	原田憲一	10票
6	立津政順	20票	14	新福尚武	10票
6	金沢　彰	20票	17	西園昌久	9票
6	高木隆郎	20票	17	原　俊夫	9票
6	竹村堅次	20票	19	辻　悟	8票

10　横井　晋　14票　　20　笠松　章　7票／遠藤　康　7票
（定数20なので20位は決選投票が行われ遠藤氏が当選となった。）

こう書いてくるとすんなり決まったように見えるが、奇妙な選挙であった。一方的に推薦を受けただけで、不在ゆえ候補者になったことさえ知らない人が入っていた（江副、立津、遠藤氏など…）。前理事の除外は決めたが、被推薦者の中には、はっきりと辞退を表明していた人もいた。その件についてては議論すると、島薗議長は口にしながら、まったく無視して前理事以外の被推薦者を全部候補者として扱っている。これまでの馬鹿丁寧な議事運営で混乱した状況と反対で、きわめて杜撰な運び方である。時刻は午後6時48分。今日、総会を開くことは定款により全会員に布告してある。そして、総会成立に必要な数（1／10）を超える会員が傍聴していた。すぐに総会を開かねば、決めたばかりの新理事をはじめ、これまでの決定がすべて無効になるばかりでなく、精神神経学会自体が崩壊するのである。

午後8時に再開された評議員会（150人定員、1／3出席で成立）にまだ53人の評議員が残っており、新理事会からの、定款の柔軟解釈を承認した。それは「総会にかける議題はほぼ評議員会を通っている、提起された諸問題は明日以後引き続きやればいい」という見解であった。新理事会からは、理事長を江副先生が承諾したことなどが、報告された。

8時50分評議員会を閉会、直ちに「総会」を開会している。総会では恒例の冒頭のセレモニー（物故者黙祷など）の後、今まで発言しなかった一般会員から議事運営のまずさ、評議員会の無責任さ追及があがったが、議題はもっぱら明日の総会の持ち方であった。時間、演題発表をやるか否かなど…。会場使用時間切れを前に議長団から明日の総会を「9時から開く」「午前一般演題、午後から総会」「一日、演題、夜から総会」の三つの提案がなされ、挙手で9時から総会と決まる（310人賛成、午後10時近くにまだこれだけの会員が残っていた！のである）第一日目の「総会」は「明日も、朝から総会」のみを決定して終わったのである。まさに「綱渡り」であった。

開催費用の出どころ問題と「暫定理事会」の承認

翌5月21日の午前9時30分から再開された総会は冒頭から紛糾した。それは、「学会本部はこの金沢学会に25万円しか出していない。この規模の学会には5〜600万円はかかる、それは製薬資本に依ったのでは？」という疑念である。大塚大会副会長より、製薬資本との結びつきを断つために医局員や関連病院の好意、自治体などの寄付をお願いしたとの回答があった。しかし、金沢大学の医局員から、無給医も含めてランクに応じての拠金ノルマがあったとの内部告発があり「今後の学会は、製薬資本や教室員の拠金に依拠せず、精神神経学会員の会費負担によって行う」（趣旨）決議がなされた。この提案に臺前理事長が積極的に賛成、ほかに「これまでだってそうだったのに、いままでなぜ取り上げなかったのか、〝製薬資本に支えられてきた学会に参加してきていたではないか〟（秋元波留夫、中根允文氏ら）という発言があった。

その場で、大塚副会長より金沢学会の大まかな収入見通しが語られている。現教室員から200万、県などの補助180万、製薬会社70万、参加費約100万、その他をふくめて800万である。正式な収支は当時の医局長であった伊崎公徳氏（現、福井大名誉教授）によれば収入は1003・5万円（参加費150万、教室同窓会寄付金860万、学会本部より25万円）支出764・3万である。これは教室開講60周年の記念行事予算と一部重なっているという（「精神医学」57巻・5号、2015・5）。

伊崎氏のこのレポートには、大会初日から会場に林立した垂れ幕や立看板などの生々しい写真が多く載っている。

ついで、理事承認に移った。「新理事を選出する際、不明朗な手続きがあった、不在者まで推薦された。評議員会不信任の緊急動議をだす」（石井氏）、「固辞したにも関わらず、辞退を認められず選ばれた・新評議員で選ぶべき」（原田、横井、三田、江熊、新福氏…）と抗議が相次いだ。また「今総会が成立している、この時決めるしかない、理事会の任務を限定し、いわば選挙管理内閣的であっても承認してほしい」（高木氏）、「学会はこれまで大きな役割を果たしてきた、学会否定をしてはならない、内外の状況を考えると学会を破壊する時ではない」（金沢・西園・切替氏）、「これだけの批判があるなら、やれる」（竹村氏）と選ばれてしまった理事たち中心の発言の後、江熊氏が新理事会を代表し、昨夜遅くまでかけてまとめたという新「理事会」の方針と見解を発表した。自主・民主・公開の原則、学会のお祭り化の是正を述べた後、報告医制度、健保改正、刑法改正、精神衛生法改正、大学立法などについて基本的な態度表明を行った。これに対して不十分！などの発言が起こり、座長はまたもや理事信任と理事会不信任の間で混乱しはじめたが、「いま必要なことは学会を存続できるか否かである、この理事会を期限付き・条件付きでも承認するかどうか…である」（功刀、原田氏）とクレームを突きつけられている。極左急進派の中でも統制が取れなくなっていた。また今まで発言してこなかった多くの会員が「事前に綿密な作戦をたて、臨んでこられたら、どんな会議も同じことになる」とヤジと怒号支配に抗議している。結局、島評議員提案「新理事会を次の条件で承認する。①新理事会は本大会で問われたことをまとめ、早急に全会員の真剣な討論を組織する、②総会の評議員会解散の勧告に基づき、早急に評議員の選出の準備をする」を挙手により可決（463人中賛成371人）、新理事が承認された。時刻は午後6時を回っており、次の焦点は明日の「予定」であった。理事承認はできても事業計画・予算案が通っていないと学会は機能麻痺になる。明日も総会をやるのならいいが、定数切れになる可能性がある。また一般演題やシンポジウムなどの開催要求も熾烈であった。事業計画などは、定款の弾力的解釈で切り抜けたのち議長（島薗氏）は、「明日も総会をやる」ことをはかり、挙手多数で議決した。午後7時すぎ、評議員、会員とも定数を割り、総会議事中止、終了となった。

翌5月22日朝、定刻になっても総会が成立せず、その間、島薗会長による前理事会以来の事態の説明と昨夜の理事会報告が行われた。〈理事長が決まらないこと（江副氏辞退）、来年度の徳島学会では、今まで決まっていた「プログラム」を白紙に戻し、新たなプログラム委員をえらんだこと、参加費は3千円を予定〉〈評議員会選出は、どう頑張っても8月1日告示、11月締切、2月1日選挙となることなど…〉であった。

10時43分、学会成立。呉秀三賞が金子準二先生に贈られ、ついで「学会賞」授与は、浅香昭雄氏（学会正常化まで受賞保留）、森山公夫氏（返上）となった。来年のシンポジウム企画の要望がだされ、ついで、大学立法反対が論じられ、採決に移ろうとした時、定数切れとなり、ロビーにいる約50人へ呼びかけるも成立定数422人を満たさず、休憩に入っている。午後1時17分再開するも252人の出席で、再開できず、総会終了となった。島薗議長より「既に精神神経学雑誌71巻3号に掲載してある講演要旨は公式な発表であること、触れていない部分は、未発表としてどこに使っても自由」との説明があった。理事会からは、江熊氏が、要望の強かった、「このまま会員集会」への移行は100名以上なら金沢の医局の協力を得られる、と諮ったが、希望は36名であった。急進派も含め、疲れ切ってしまったということであろう。かくして、学会は、辛うじて存続することを得た。杜撰かつ異例な制限付きで選ばれた新理事会（以後、「暫定理事会」と呼ぶ）はその後、長い間苦労することになる。その様子は次回総会「徳島学会」（１９７０）以降の精神神経学会の歴史の中で述べる。

金沢学会の影の仕掛け人、役割分担、調整役…

金沢学会の混乱は「学会記録」を読めばすぐにわかる通り、ハプニングではなく、入念に準備され、計画されてきたものである。学会前に「関西精神科医師会議」名で出された「演題発表の中止を呼びかけるビラ（5月7日付）」を多くの発表予定者が事前に受け取っている。またその「関西精神科医師連合」は「学会を告発する」という60頁にのぼる大部のパンフレットを刊行した。5月18日夜、東大医師連合などの精神科医と学会批判の会議を開いた（高木報告）。「１９６０年代の精神医療運動をかえりみて」（小池清廉、「精神医療」18―1、１９８９年）には、「金沢学会前夜、すっぽん会、医局連合、新たに結成した関西精神科医師会議が一堂に会した」「江熊ら新医協グループは、出席を拒否し去っていった」とある。

傍聴圧力をかける役割を担った集団の中心は小沢勲氏であり、評議員会内から、それに呼応する道を開いたのは高木隆郎氏であることは、読めばすぐにわかる。しかし、高木氏は現場のリーダーではあったが、作戦参謀であったとは思えない。あそこまで壊れるとは予想していなかった風がうかがえるし、その後、活動の場から比較的早く身を引いている。肝心なところで、タイミングよく、舵を切り修正しているのはむしろ島成郎氏である。東大医師連合の会員であるが、それ以上に共産主義者同盟（ブンド）の指導者として六十年安保闘争以前から有名である。秋元波留夫教授時代、秋元氏の肝いりで、東大精神科教室入りしている。島氏がこの金沢学会の作戦者であったのか、「評議員会」の場で、たまたまキーマンを演じたのかはわからない。新医協・共産党寄りと言われていた江熊氏らは、長崎学会までスッポン会員として、認定医問題や保安処分問題で共闘していた京大精神科医師連合が変質・異質化していることに気づいていなかったらしく、戸惑いが見える。「京大スッポン会」は、翌70年、「群馬グループとはやっていけない」と主張、事務局を担当していた岡田靖雄氏はスッポン会を解散したという（「造反有理―精神医療現代史へ」の中島直氏の書評について、「精神医療」77巻、139―142頁）。学会を準備していた金沢の教室員たちは、いろいろ噂は聞こえてくるが、これほどまでになるとは予想もしていなかったようである（伊崎公徳、当時、医局長「精神医学」57巻5号、363―、2015年）。大会最終日にも学会企画観光のバスが動いていたのである。まして東大、京大ほかいくつかの大学関係者を除いた一般会員は、びっくり仰天であったろう。評議員会での発言こそ少なかったが各評議員や一般会員は、よく最後まで付き合ったと思う。この文章は、学会議事録をもとに書いているので、絵（タテ看板）や動画や音（ヤジ・怒号）が入っていない。参加しているだけで辛かった人、身の危険を感じた人も多いはずである。それでも粘り強く出席を続けたのは、劣悪な精神病院に集中している患者……、そこで働いて糧を得ている精神科医の自分……、是非とも患者処遇を改善する必要がるという問題意識、を持っていたからではあろう。医局講座制批判は、製薬資本との結びつきよりも、劣悪処遇の精神科病院の維持発展を補完するもの、自らもそれに頼らないと生きていけない現実矛盾を抱えていたからであろう。

その後の「金沢学会」評価（関係者による）の試み

その後、金沢学会は各自の中で各様に評価されていったが、学会としても節目ごとに「評価の試み」がなされている。1989年には「金沢総会以降20年を振り返って—将来の展望のために」（「精神経誌」91巻11号）、28年目には今更ながらという「精神神経学会の基本理念」を決め、1999年には「30年を振り返って」の企画がなされている。それは、精神神経学会創立100年（2002）を記念しての「百年史」発行（2003）へと繋がっている。それは、良くも悪くも金沢学会からの立ち直りの歴史であり、金沢学会で問われ明らかになった矛盾や欠点を糊塗し、お互いに傷つかないような一体化をひたすら追っている。世界の精神医学の波に乗り遅れまいとする努力は感じられるが、世界の精神医療の変化に追いつこうとする総括や方針は乏しいと言える。詳しくは巻末の〈資料3〉に載せてある。

評議員会・総会の経過（概略）

月日	時分	会議	内容	発言者	発言内容
5月19日	9:30	理事会	開会。途中、関西精神科医師会議 6 人から傍聴申入れ。係の制止をきかず会場に入り傍聴。		
	13:13 15:30	評議員会 （休憩）	開会（88 人の出席）。会長挨拶直後、高木（評）から緊急動議。「会議の公開」と「傍聴者の発言の自由」、「議長団の構成」を提案。「会議の公開」は承認されたが、「傍聴者の発言の自由」は否決。傍聴者らの抗議で議事進行が不可能になる。諏訪（理）の提案により、特定の問題について議長団の裁量により傍聴者の発言を認めることで落着。以後、議長は要所で傍聴者発言を認める。	小沢勲（傍）	＜傍聴者の発言が採決で否決された直後、会場騒然となり小沢勲が発言＞ ・一般会員の権利を評議員会で、多数決で決めるのはおかしい。権利として要求したので、拒否することに納得できない、との発言に会場騒然。聴取不能、会場混乱。＜議事に入るまで約 2 時間費やす＞
	15:35	（再開）	再開直後、議長が小沢勲（傍）に「なぜ傍聴に来たか」の発言許可。 理事長報告：現理事は、この評議員会が新理事を選出するまでの任期を残すのみ。専門医制度委員会報告が会員に本日配布することになったことのお詫び。事業報告、収支決算報告、続いて各委員長から委員会報告。委員長報告の最後が精神医学教育・専門医制度委員会の諏訪（理）報告。 報告は経過説明が主で認定医制度提案をしない理由説明は「別刷り」任せ。続く質疑では、提案しないことについて議論が集中。最初に高木が、昨年の経緯に絡み臺理事長責任を問い、会員侮辱発言の謝罪を要求。島（評）が理事会一般報告にないことの責任追及で続く。 答弁は経過説明に終始。森下（傍）が前回総会で認定医制度提案が可決しなかったことの理事長と評議員会の責任を問う。（会場は騒然）	小沢勲（傍） 森下（傍）	・理事会傍聴が断られ、評議員会では意見を拒否された。評議員会が一般会員の意見をくみ上げようという姿勢がない証拠。低医療費政策が進められているのに評議員会が何ら反応しなかったことを弾劾。学会認定医制を提案した評議員会はどう責任をとるのか。各大学の「医局講座制解解体」闘争の中でこの学会は開かれている。このまま進めば日本の精神科医療は荒廃の一途をたどる。だから発言をしたいのだ。その場を与えていただきたい。 ・昨年の長崎学会で理事長提案で専門医制度を評議員会で決めたが、総会では議決できなかった。理事会、評議員会、理事長はどう責任をとるのか。

月日	時分	会議	内容	発言者	発言内容
5月19日	18:45	（再開）	臺理事長が、委員会報告と理事会決定で提案しないこととし、審議を尽くすことが私の責任と答弁。高木から認定医問題のシンポジウムによる集中する論議、委員会解散・報告案の廃案、理事長・理事の謝罪を要求。 平田（評）がルールに従った議事運営を求めたが傍聴者発言止まらず。傍聴者も加え会場騒然、混乱が頂点に達する。議事録に空白できる。 森下、小沢、山下の傍聴者と高木、島、小池（評）が執行部追及。各理事つるしあげの様相のもと各理事から認定医制度についての発言がはじまる。 理事12人が発言後、小沢勲（傍）が「全く答えになっていない」と批判。 臺理事長は認定医制度は精神科医のレベル向上の1つの手段、論議を尽くそうと申しただけと答弁。	臺理事長	・この問題を討議することが、私の責任を明らかにする点だと委員会報告の審議を求めた。
				平田（評）	・傍聴者の会議みたいだ…変なヤジを飛ばしてもらいたくない…ぶちこわしだ。卒後教育をどうするか、十分討議を尽して決めたらよい。
				小沢勲（傍）	・専門医制度は、政府の医療行政に乗っかること、それを暴露すること…。
				高木（評）	・専門医制度は政府の専門医づくりの一環をになった提案だ。会員に押付けようとした理事、理事長は責任をとれ。委員会も解散すべきだ。精神医療を破壊する認定医制度をつくろうとした方々は責任を取りなさい。
				島（評）	・（議事録空白の後）臺理事長、全理事に出されている「不信任案」…と発言。
	20:23	（休憩）		秋元（理）	・話を聞いていると、議事になっていない。委員会報告を評議員会に諮るのが議長のつとめだ。
	20:52	（再開）	各理事発言の議長総括に秋元、懸田両理事が不承服。秋元は、こんな席で言いたくないと発言。結局、総括は保留された。 あすの予定議論され、学術集会つぶし反対と評議員会続会が採決の結果引き続いて評議員会を開くことに決した。	小沢勲（傍）	・お答えになったことは全く答えになっていない。理事の発言をどう総括するかは議長の役目…。医療行政が分かっていない、と金沢（評）、臺を批判。
	21:26	（散会）		議長（江熊）	・教育的観点にとらわれ、医療行政を考えない、考えが足りなかった、と総括。
5月20日	9:24	評議員会	〈総会出席予定者が多数傍聴する中で評議員会2日目が開会〉 議長が、プログラムを変更し、評議員会を開くことの経過報告。総会は4時の予定と説明。傍聴者に発言許す。小沢勲（傍）が関西精神科医師会議パンフによる「精神科医療荒廃」論を展開。	小沢勲（傍）	現在の精神科医療は荒廃の道をたどりつつある。学会認定制は低賃金、病院切り捨て方針の一環だ。長崎では引込めたのに、今年は触れない。企業の尖兵、警察官の手先か、精神科医療を前進させるか、二つに一つだ。評議員会理事会が応じないなら、意見を言っていく必要がある。

	続き	評議員会	9時21分現在、出席評議員数92名会議成立。金沢（評）、平田から前日の傍聴者発言について抗議の発言。つづいて、島薗議長が、昨日の議論を総合的に考察すると理事会の信任が問われていたとまとめ、理事会不信任案が議題となっていく。	金沢（評）	・一般会員の意見を聞くという会ではない。評議員会である…。
				平田	・一体評議員会なのか、傍聴者の会議だか、わけがわからん…。ぶちこわしに来たようなヤジ…けしからん。演題取り下げろなんて学会ぶちこわしだ。
			まず、島（評）が。長崎学会で認定医制が継続審議となったことについての理事の責任をどうとるのか明確にしてほしいと発言。	島（評）	・認定医制度について、昨年の総会で提案を行ったことの責任がないまま、今回取り下げられている。各理事がどう考えたのかはっきりしてほしい。理事としてどのような責任をとるのか明確にしてほしい。
			中田、懸田、金沢、秋元ら反論。懸田、秋元は議長の議事進行を批判。 平田が、臺理事長への総攻撃は個人攻撃で、人権問題だと指摘したことに岡田（評）から、去年の経過にどう反省を持たれたのか問うている、との発言。	金沢	・認定医制度に反対だ。理事会、理事個人の責任を問う必要はない。委員会の報告で分かる。準備できていないので経過を報告している。
			菱川（評）が、委員会に若い会員を加え学会は努力してきた。責任追及で事が解決するものでない、とのべた。これに（場内騒然）、高木が議論を激化させ、認定医制度提案が精神医療荒廃させる道だと非難し、推進した懸田、諏訪、臺らの責任を名指しで追及した。	秋元	・一方が他方を追及するのではいけない。なぜ、個人的見解をまとめなければならないのか。議長は評議員会らしい会議進行をしてもらいたい。
			佐藤（評）が、理事会がやめる代わりに委員会報告をする議事進行を提案。	高木（評）	・卒後研修という名を借りた大学病院への無給、若手、低所得医師を集中する一環として政府厚生省の政策として出されたもの。認定医として権威づけ、患者を病院に押込める手段とし、精神医療の荒廃をもたらすと主張。
	11:07	（休憩）	昨日の議長総括の不手際を理由に信任を問うことになり投票。		
	11:23	（再開）	開票結果は信任多数。島薗議長が理事会を信任するかしないか取り上げる。 横井（評）が理事会不信任案を提案。佐藤の賛成で動議として成立。	横井（評）	関東ブロック会議で、認定医制度は論じるべきでない。卒後教育は慎重に検討すべきと諏訪委員長に申入れたが、理事会から回答が得られていない。それをもとに理事会の不信任を討議してほしい。

月日	時分	会議	内容	発言者	発言内容
5月20日	 12:30	 （休憩）	西園、島、金沢、岡田、石川、新福、新海、土居から発言。議事乱れ、小沢発言許す。 高木が「学会を割ろうとしている」との異議を出し、場内騒然となる中三浦（理）が島薗議長に、理事に投票用紙を配ってもいいのですか、と問うと島薗は「理事に配らないで」と指示。信任を問うか問わないか投票。結果、賛成59、反対27、白紙2、無効1。開票後、休憩に入る。	小沢 三浦（理） 島薗（議長）	・学会認定医の理事会統一見解が出されていないので要求したい。 ・理事の信任を問うのでしょう。理事に投票用紙を配っていいのですか。 ・理事には配らないで。＜理事16人は投票に参加できず。＞
	13:30 21:26	（再開） （休憩）	冒頭、島薗議長が評議員出席84名を確認。理事の信任問題を審議続ける。 諏訪精神医学教育・専門医制度委員会委員長から委員会報告と臺理事長から理事長提案が総会に出さない理由を発言。 議長許可なく山下（傍）が政府の低医療政策の下医局講座制が支配している中では認定医制は精神医療の荒廃をもたらすと主張。菱川、諏訪につづいて高木が理事会不信任問題に議論を引き戻し4つの不信任理由を挙げた。 続いて新海、島、不明氏（傍）、森下（傍）。傍聴者は関西精神科医師会議のパンフを読み上げた。島薗議長の求めで傍聴者2名が長々と発言した。 場内騒然、議長横暴の声の中、議長投票宣言。 島薗議長は今回も理事には投票させなかった。＜欠席3と議長除き16名。＞ 投票結果、総投票数82、信任する33、信任しない46、白票1、無効2 島薗：理事は…不信任された…この評議員会で理事を選んで…と発言。	諏訪委員長 臺理事長 高木 森下（傍） 島薗（議長）	・卒後教育としてやるべきこと、精神科医のあり方の検討を基本方針とし、岡田要望に応え若い医師の参加により討論。認定医制度の提案はしないとの結論のもとで、精神医療の発展方向を学会で検討する。結論は次総会までと主張している ・長崎では理事会・評議員会の決定を理事長の義務で伝えた。今回出さないのは、報告がそであり、検討を要すると判断した。十分討議してほしい。 ・政府の低医療費政策に追随した認定医制を発足させる試みを謝罪せよ。 ・臺理事長は医療費切り下げ政策に追随する政府の代弁者としてやった。不信任を突きつけるべき。 ・理事の方は投票権はありませんから、理事以外の方だけで、＜理事16名は今回も投票に参加できず＞

	15:10 15:43 16:53 17:26 18:48 20:05 20:50	（休憩） （再開） （休憩） （再開） （休憩） （再開） （閉会）	新理事選出方法を伝え、休憩。 理事被推薦者26名出たが、不信任された人の辞退を認め、17人が所信をのべ休憩に入る。 追加推薦・所信表明の後、投票。開票中に、学会事務所移転のための定款変更が承認された。 理事選挙の開票中、明日以降のスケジュールを議論する。開票の結果、19名の理事が決まる。 休憩に入り、その間に理事会を開き、江副勉を理事長に選ぶ。 20人目の理事を投票で遠藤氏とし、監事二名も決まる。 評議員会を終え、直ちに総会を開くことを賛成多数で可決。評議員会閉会。		
5月20日	 20:50 21:55	総会 （開会） （散会）	総会議事（第1日）〈会場：金沢市観光会館大ホール〉　島薗会長が議長として、出席人数が433人で、総会成立を報告。つづいて、逝会員黙祷終了後、小沢勲、森山公夫から発言。石井毅から評議員会不信任の動議が出されたが、時間の制約から明日の予定に議論が移り、あと散会。	小沢勲 森山公夫	・評議員会の事態を新理事が総括し、方針を明らかにしなければ、理事の承認はできない。 ・新理事会の選挙に信頼をおけない。旧理事会の不信任は革命的なこと。学会の体質が問われている。根底的な問いを経なければ承認できない。
5月21日	9:30 10:05 12:18	（開会） （再開） （休憩）	総会議事（第2日）〈会場：金沢市観光会館大ホール〉　議長団に、大塚副会長と自薦の栗原（虎ノ門）がなり、短時間の休憩後再開。10:10現在504名の出席で総会成立を確認。昭和43年度事業報告、収支決算が議題となる。山下（徳大）から25万円で総会がやれるのかとの質問に大塚副会長から説明。続いて小沢勲が金の集め方について細々暴露しこれこそ医局講座制の実態だと言う。さらに、金沢大無給医局員荻野彰久が内部告発の声明文を読み上げた。	大塚副会長	・金沢では製薬資本が学会をすべて支配するというような姿は排除すると決め、教室員は…貯金して、…積み立ててきた。先輩も拠金を寄せた。相当金がかかるが、どう賄うかは主催者側の…工面だ。（小沢の製薬資本から大半の金が支出されているとの指摘に）20分の1ぐらいの寄付だ、ゆすり、強要行っていない。

月日	時分	会議	内容	発言者	発言内容
5月21日	12:18 13:40	（休憩） （再開）	フリー・ディスカッションののち、小沢から総会運営に関する提案がありそれをめぐり議論が展開。金沢総会の経費内容も明らかにされたのちに小沢提案が修正のうえ採決の結果、賛成多数で可決。	小沢勲提案	・金沢学会総会運営費は製薬資本に依存し、教室員から集められたという悪弊を従来のように踏襲してきた。これは間違っていたから今後は会員の負担により行う。八木剛、秋元、鳥居方策、山口成良から批判的、拒否的発言。
			昭和44年度事業計画及び収支予算の審議に先立ち新理事並び監事の承認が議題となる。 理事（長）選出への不信任、新理事の辞退表明、評議員会解散、理事選び直しなどの発言、江熊から評議員会解散、理事選び直し、高木から応急手当策の提案。新理事の出席者全員発言、森下が「パンフレット」に基づく学会の解体、再組織発言の後、議長提案により、暫定内閣的な意味の理事会を認めるかどうかを議題とすることが賛成多数で可決した。江熊が新理事が討論した結果を表明した。 江熊は昨夜遅くまで、辞退した理事も参加して短時間だが討論した結果を報告。医学医療情勢、学会の姿勢、新理事会の基本的な態度、学会運営、当面の問題、と今回の事態が学会あるいは大学医学部の非民主制に端を発しているものだと考えを表明した。	江熊要一 新理事会の所信表明	・政府の低医療費、医療合理化政策と精神障碍者に対する差別、抑圧政策の下で精神医療は重大な危機を迎えている。報告医制度は、医学部教育の欠陥を解決することなく、卒後教育の名のもとに若年医師を低賃金で働かせる道を開いている。学会が（刑法改正、学会認定医問題で）的確な対策をなしえなかったことを反省するが、積極的側面は正しく評価する必要がある。学会は学術の場であると同時に社会的実践の組織であり、自主・民主・公開の原則で運営されなければならない。研究・実践における意見の相違は共通の目標への努力により切り開くもの。卒後教育問題は引き続き検討するとともに、必要な要求は政府に提出する。いま学会の事態は、長年にわたる学会あるいは大学医学部の非民主制に発していると考える。
			これに島から暫定内閣の意味について、評議員会の早期解散。新評議員の選挙と新理事会の選出を深刻な討論により行うことを理事の任務とする、という提案があった。討論が展開された。小沢、八木、樋田、金沢、原、石黒、辻、功刀、佐藤、原田など多数が発言。	島成郎提案	・評議員会を早急に解散して新しい評議員を選挙する。新評議員会で新理事会を十分の討論の上選出する。その時までに学会の理事会の基本的な態度に沿って目標をもって全会員に本総会の経過と問題点を宣言し、全会員の深刻な討論を組織する。
	17:26	（休憩）			

	17:50 19:07	（再開） （散会）	出席が 463 あることを報告し、この総会が評議員会の解散を勧告するかどうかを議題とした。直ちに採決に入り挙手を求めたところ 463 名中 312 名が可として可決。 翌日も継続して総会を開くことが承認されたのち、昭和 44 年度予算及び事業計画も承認。定足数が不足する事態となり総会は終了。	新理事会の任務	新理事会は次の条件のもとに承認する。 1. 新理事会は本大会において問われたことをまとめ、早急に全会員の真剣な討論を組織する。2. 総会の評議員会解散勧告に基づき、早急に新評議員会の選出の準備をする。
5月22日	10:10 10:43 11:50 13:37 13:50	総会 開会前集会 （開会） （休憩） 再開前集会 終了	総会議事（第 3 日） 定足数に達せず。一般演題発表を取りやめたいきさつを島薗議長から報告。 定足数に不足だが、昨日開かれた新理事会（暫定理事会第 1 回）の報告を西園理事が行った。①理事長は近々の理事会で決定する。②事業計画、さしあたって徳島総会について、総意を反映したプログラムとする。準備費 75 万円。プログラム編成委員を構成した。③評議員選挙のため本総会の顛末を前会員に配布する報告分起草委員選出。次回 6 月 13 日開催など。 456 名の参加を確認。総会開会。文書質問。学会賞の辞退、大学立法について議論の後、定足数に不足をきたし休憩とする。 252 名参加。170 人の定足数不足。総会議事終了。	小沢勲 森山公夫	・評議員会の事態を新理事が総括し、方針を明らかにしなければ、理事の承認はできない。 ・新理事会の選挙に信頼をおけない。旧理事会の不信任は革命的なこと。学会の体質が問われている。根底的な問いを経なければ承認できない。

1. この表は、議事録から筆者が任意に取り出して作成したものですので、正確、詳細な内容が必要な方は、精神神経学雑誌第 71 巻第 11 号（1969 年 11 月）掲載の「第 66 回日本精神神経学会総会議事録」で本文をご覧ください。
2. 表記にあたって、名前の横の（　）書きは理事、評議員、傍聴者の区別をあらわし、二度目からは記さなかった。

3――金沢学会以降の精神神経学会……混乱は続く

辛うじて学会解散を回避した精神神経学会の、その後を追ってみる。不安定な立場と限定された権限のみを与えられた暫定理事会から正式の理事会へ切り替わるまでと、その後に展開されたいわゆる「臺人体実験問題」や「烏山病院問題」、「地域活動批判、生活療法批判」などを取り上げる。それらは学会シンポジウムの名で続けられ、その間、一般演題や学術発表はなかった（一般演題が復活したのは1979年である）。その結果学会は求心力を失い、学術の中心は小規模の合宿や同好の集まりへと移って行った。東大、京大で起こった医局解体の運動は、各大学精神科へと波及していった。この間、学会として、「人体実験反対」決議や、作業療法点数化反対決議、社会復帰センター反対決議がされ、地域活動敵視論、生活療法批判に終始している。その結果、保健や福祉関係者から支持を得られなくなり、厚労省に対する影響力を失っていった歴史である。それはいまなお、回復していない。それを考えると、金沢学会以後長引いた学会混乱、特に金沢学会以後の7年間ほどを特に詳しく検討せざるを得ない。学会がほぼ正常化して以後も東大精神科問題（赤煉瓦病棟占拠：自主管理病棟）の解決にはさらに10余年が必要であった。まずは、徳島学会から、1976年（昭和51）まで7年間の綱渡りのような学会の運営を追ってみる。新たに浮上してきた「紛争テーマ」の詳細は、〈資料3〉参照。

「徳島学会」から「臨時総会」へ

１９７０年徳島大会は大阪万博の年である。「選挙管理内閣」的と位置付けられた「暫定理事会」は徳島学会、評議員選挙準備へ向けて苦悩が続く。第一の躓きは、理事長に選んだ江副勉氏の辞退離脱である。残った19名は、新たに保崎秀夫氏（慶応）を理事長に選出、難局に当たった（私学から、東大教授以外から理事長が選ばれる端緒となった）。さしあたって、この理事会は、次回総会（徳島）の準備と評議員改選をしなければならない。徳島総会は金沢学会の決議の縛りがある（金沢学会の趣旨を徹底させること、学会員負担だけで総会を開催すること）。そのためすぐに会費値上げが討論され（３０００円―４０００円）、プログラム委員会・評議員選挙管理委員会を発足させている。

評議員選挙は急いで用意され、70年2月1日投票、新評議員が決まった。投票率は47％（通常60％台）と低かった。立候補または、推薦（当選した場合辞退しないことが必須確認条件）であった。前理事からも臺、秋元、懸田、小沼氏らが入り、金沢学会の「傍聴者発言」の立役者、小沢、中山氏らも当選、金沢学会の「急進派」の比率が増えている。暫定理事は遠藤康、横井晋、保崎秀夫（理事長）氏を除いてすべて当選している。

徳島学会の第一日はシンポジウム、主テーマは「我が国の精神医療の現状と問題点」とし、それをふまえて「精神医療一般・児童精神医療」「沖縄の精神科医療」「精神病院問題」「精神医療に関係のある法律問題」の四つのシンポが計画され演題が募集された。2日目は午前午後とも「総会」、3日目は「一般演題」と決まった。また「精神障害回復者社会復帰センター設置要綱」(厚生省案)反対が議論されている。昭和45年度日本精神神経学会通常総会会告には、その社会復帰センターの問題(9)に次いで、(10)として「いわゆる精神病院の不祥事件にたいする学会の基本姿勢表明に関する件」が議題となっている。これは、従来から起こっていた不祥事件を対象としていたが、この年2月28日から、朝日新聞で連載がはじまった精神科病院潜入記事(大熊一夫記者が碧水荘病院を取材した「ルポ精神病院」)により、「精神科病院」そのものに世間の関心が強まっていて、期待がもたれていた。

徳島学会は、どうなったであろうか? もちろん、理事会から「公開」である。そして金沢学会とほぼ同じ経過をたどったのである。4月21日の評議員会は議事が終わらず、翌日(4/22)のシンポジウムは中止となった。評議員会は22日でも終わらず、23日の総会予定日にまで食い込み、終わらず、夕刻、審議未了事項を残したまま総会議事に入ることを余儀なくされた(学会が消滅してしまう、ので)。そのため新しく選んだ「新理事会・監事」(下段に、名簿一覧)承認ができず、多くの実審議事項を残したまま、定数切れ、総会不成立となり、以後の学会運営は依然として「暫定理事会」が担う羽目に陥っている。

筆者は、全日参加したが、「金沢学会」総会議事録を地で行くものであった。

この徳島での第67回日本精神神経学会報告も学会誌に、概略が載っている（学会誌72巻・5月号、644―652頁）。それによると、報告医制度・無給医制度や精神科病院問題などでの学会の責任追及・理事追及は、金沢学会より急迫し、個人攻撃的になっている。主役は新評議員となった小沢・中山氏らと傍聴者であった。金沢学会の記録より短いので、はっきりとわからないが、告発側は、より感情的になっており（特に碧水荘問題で）受けて立つ方も譲ってはいない。新評議員会が選んだ新理事は、

伊藤斉　江熊要一　榎本稔　大熊輝雄　緒方道輔　金沢彰　河合洋　切替達哉

小池清廉　後藤聡　島成郎　高橋良　中山宏太郎　成瀬浩　西園昌久　菱川泰夫

平井富雄　福井東一　森山公夫　山本巌夫

の各氏であった。

午後5時12分、3日間にわたる評議員会を終了。直ちに20分より総会を開催。総会成立（441名）に足らなかった（433名）が、書面をもって意思表示してきている案件の処理に移った。第68回総会会長、副会長は出席者と文書8名を合わせ447名の挙手で成立したが、理事・監事の承認には、異論が続出、出席411名、この案件で文書出席と認められるもの8を加えても418名、定数に満たず承認されなかった。439名残っていた直後に採決すれば「新理事会」

発足だったのである。今泉会長が悔やんでいる点である（次の「まとめ」参照）。会長は午後7時総会の閉会を宣言している。新理事会の総会承認が得られず、金沢学会の暫定理事会が引き続き運営に当たることになった。

もう一つの「まとめ」を紹介しよう。会長であった今泉恭二郎氏が残している（第67回 日本精神神経学会をかえりみて、学会誌72巻、7月号、752―760頁）。それは温厚な人柄からは考えられないほどの厳しい総括で、一読に値する。

「ある会員から、〝学術発表を聴きに来たのであって評議員会を聞きに来たのではない。それなのに参加費をとるのはおかしい！〟」と詰め寄られたエピソードや、予定変更でどれくらいの出費が増えたかを報告、「一部の評議員や会員が、定められた日に評議員会を終了することに協力されなかったことは、翌日がシンポの日であることがはっきりしていただけに極めて残念！」「シンポは金沢学会の趣旨を生かし、入念に準備し出題者（その半ば以上は、金沢学会の極左・急進派＝筆者注）も決まっていた、それを評議委員会の議論優先と事実上放棄したということは、学問研究に対する曖昧な態度、その奥にある学問に対する否定的態度をあらわしたもの…」、「（会長として、〝延長評議会の討論はシンポジウムのテーマとリンクしている〟と判断し）、ある演者予定者（樋田精一氏＝筆者注）に16分（シンポ発表時間）の発言を求めたところ、35分発言し、しかも再三の発言終了勧告を無視した。組織の一員として守るべき基本となる道義と規律を無視したやり方であると言わざるを得ない。自分たちに不都合な発言や、自分たちと相いれない発言はヤジで妨害し、—中略— 自分たちの言い分とやり方のみを一方的に押し付ける……今度の評議員会でもしばしば見られた一連の非民主的なやり方と共通するものであった」ときわめて手厳しい正論である。ここに至るまで学会は、全国の非常勤医の実態（パート日数、単価、平均月収まで）調べて公表してきているのでその論議ができなかったことにも言及し、各テーマ（議題）でも、「相手を敵に回し、それに係わっている仲間を追及し、粉砕、解体を叫ぶだけでは、何も実りあるものはない」と手厳しい。総会で「直ちに理事選出を行う」という動議を明らかに引き延ばそうとする「理事会不信の発言」に対しても、自分たちは昨年の金沢学会で、二つの条件を付けられて、発足した暫定理事会であり、その時、今の不信発言と同じことに態度表明したのち選ばれたと反論、この時の時間のロスを指摘している（このロスがなければ新理事会は発足できた、という意味＝筆者注）。最後に「この稿を書きながら、わたしはしばしば、はらだたしさと空しさに襲われた。その私を勇気づけたのは、3日目に、一般演題が行われ、活発な討論が行われ多くの会員から喜ばれたことであった」「最後に私は訴えたい、法人としての精神神経学会を、決してつぶすようなことがあってはならない、と」と結んでいる。暫定理事は、そのまま継続となり、選ばれていた新理事会は発足できなかったのである。

苦悩しつつ努力する暫定理事会

暫定理事会は、その後2回にわたって臨時総会の開催を試みている。7月12日の開催は断念している。決定的な理由は、ハガキによる意見は多数寄せられたが、臨場出席回答が少なかったからである。そのため暫定理事会は8月、最小限必要な業務（新役員承認・学会財産の管理・機関誌発行）のみを行うことを決め、再度臨時総会の開催をハガキで全会員にはかっているが、回答を寄せたものは38・9％、出席返答は３０７名（成立は全会員の1／10）であり、開催を断念している。3回にわたる〝異常な学会〟に対する、一般会員の無言の抵抗であろう。精神神経学会は急速に会員の「求心力」を失いつつあった。次回会長と決まった加藤正明氏からは、会長の任務や大会運営について七つの条件が出されており、それが承認されなければ、会長は引き受けられないとの申し入れが暫定理事会にされていた。加藤申し入れの中核は、会長責任の軽減であった。「総会プログラム委員会を含む運営委員会を組織し、決定したプログラム通り評議員会、学術集会、総会を運営する責任をとるのは理事長とし、会長は、三つの会を主宰するにとどめること」との申し入れは従来の会長・理事長の役割の逆転であり、理を得たものと言える。

これらの情勢の中で暫定理事会は、総会に次ぐ会員の総意結集の場としての、評議員会に期待し、相次いで2回の評議員会を開催する（１９７０年10月25―26日、１９７１年2月13―14日）。「学会は学術交流の場であると同時に社会的実践の場である」との合意の信憑性を巡って疑心暗鬼、反発が繰り返され、「次回総会は、暫定理事会が責任を持つ」「長崎・金沢・徳島3学会を総括し、かつ徳島学会において十分討論されなかった諸問題について討論される総会でなければならない」の二つが決まった。これは、暫定理事会の提起に全く答えていないものであった。理事会も評議員会ももちろん、公開であったので、傍聴者のヤジ、応援の中で会議が進められていったのである。暫定理事会の苦悩や思うべし！の感がある。唯一、活動を続けていた沖縄委員会の秋元委員長委嘱問題を巡って保崎理事長が辞意を表明、次回学会を理事会で責任をもって行うことの困難さが理事会毎に論じられている。第10回理事会（１９７１年12月2日）では、先の評議員会の決定を受けて「長崎・金沢・徳島３学会」の理事会総括「日本精神神経学会の活動報告（案）」が議せられ翌日からの評議員会へ出されている。それは、３学会の論議と経過・決定を忠実にまとめている。

１９７１年2月13―14日、両日にわたる2回目の評議員会では、まず、この理事会総括の先議が決まった。「不十分！とても現在の精神医療の現場にいる人の書いたものとは思えない！（小澤評議委員）と口火が切られた。その後各ブロックの評議員会の報告がなされ、学術発表の要望がかなり高い…との報告もあった。学術発表の復活に対して警戒の発言（内藤評議員）、暫定理事からの異論も飛び出し、「3学会を理事会が評価しても〝学会の民主化〟とは、とれない」（寺島、山下氏）、「（人を換えて）総括をやり直したらどうか」（島薗氏）、などがあり、暫定理事会の「白紙撤回の用意がある」（西園理事長代行）の切り返しの中で一日目を終了してしまった。第2日目（48人）も全く同様な論議が続き、評議会有志がまとめた、3学会総括が、森山評議員から提案され、それを可決した（賛成46、反対5、保留7）。その基本的問題について討論し、集約する場として、次の学会を持つこととなった。森山総括内容は

（1）インターン制度廃止、認定医・専門医制度反対闘争の中で、医局講座制がこれらの国家政策の推進母体であることが明らかになった。

（2）学会は医局講座制を基盤として成立しており、患者大衆の利益に反する国家政策を推進するものであった。

（3）精神医療に対する国家の要請は、治安政策と分類収容であり、その方向で保安処分・中間施設・精神衛生センターを捉える

（4）国家は、その政策を推進するために中央・地方精神衛生審議会や精神病院協会を使っている。

この4点は極左急進派が金沢学会以来、繰り返してきた主張であり、国家との対決姿勢を強めるため、ついに精神保健運動や地域活動までも敵視しはじめていることがわかる。そして何より

も、東大精神科医師連合の主張（講座制解体・大学解体）の宣伝と押し付けである。暫定理事会が、長崎・金沢・徳島の三学会の総括をいくらつくっても、島、小沢、中山氏らの満足するようなものに成らなかったので、（しびれを切らせて）森山氏がまとめたものである。難題を押し付けた極左急進派の評議員や理事たち、金沢学会での理事不信任派の無責任や理不尽さがみてとれる。

それ以上に、攻撃される暫定理事会が金沢学会で「選挙管理内閣」的役割だけを持たされた暫定理事であることを棚に上げており、新しく選出された現評議員会が選んだ「新理事会」（徳島大会で承認されず）を総会でどう承認してもらうかの論議はされていない。かくして暫定理事会は、またもや次回総会の開催を担うことになる。暫定理事の中核は、金沢学会での急進派が握っており、その極左・急進派が傘下の若手から批判されるという図式が、このころから目立ちだしてきていた。新理事会（高木隆郎、岡田靖雄氏は入っていない）になれば、中山宏太郎氏など、金沢学会の傍聴者だった人が理事である。新理事会が承認されるのを、なるべく先送りするような意識というか、戦略（混乱局面の拡大）が感じられる。

68回総会は、日本医学会の分科会として開催される年であったができず、別個開催となった。しかも総会前2日間の評議員会（6月12―13日）、第一日目（14日）は午後から、保安処分・刑法改正問題のシンポ、2日目、総会、3日目は、公害問題（水俣病）・現場の医療問題と決まった。

だがこれらの目途がたった同じころ、その後の精神神経学会をさらに揺さぶる質問書と告発声明が石川清氏より学会に寄せられていた。質問書は1951年、学会誌に発表された論文「精神分裂病者脳組織の含水炭素代謝に就いて」第一報基礎実験（臺弘）および第二報「糖消費および呼吸」（臺弘・江副勉）についてである。この論文を生体実験（人体実験）と判断するか否か、である（3月17日）。同じ日付で、「前理事長臺弘氏を全会員に告発する」という、より詳細なものを「会員の声」欄に寄せている。告発文は各新聞社にも送られ、3月25日、朝日新聞は電話取材の後、人体実験記事として掲載した。いわゆる「臺人体実験問題」のはじまりである。臺氏は3月31日付で、これに対する長文の反論を学会誌に寄せている。人体実験問題は、学会の混乱に油を注ぐ結果となり、他にもいくつかの20年ほど前の研究や実験が追及の対象となった。精神外科批判ではなく臺氏の研究・実験を追及するということ、それをこのタイミングでするということには、別の意図も感じられる。それは、東大における対立の激化を踏まえた臺氏（教授・科長）と石川清氏（講師・精神科医師連合・赤煉瓦病棟派）の関係である。（臺人体実験問題そのものは、資料3を参照。）

暫定理事会の解消と新たなる紛争材料

6月14日、九段会館で行われた第68回総会（加藤正明会長）は441名で成立した。用意された議案はすべて可決承認された。新理事会も承認され、ここに暫定理事会はようやく、役割を終えた。保安処分に関する決議も通り、発表された。次期会長（太田幸雄・大阪）も決まり、形の上では、正常化というか、学会消滅の危機を脱したと言える。評議員会からの議案、臺人体実験問題や病院「不祥」事件問題は、定数切れで、新理事会に任された。

しかし、そこまでに至る経過は難航をきわめた。その様子を示す評議員会の混乱の様子を以下に記す。

学会前2日間をとって行われた評議委員会では、相変わらずの非難・無能呼ばわりに対して、暫定理事会から、「総括案が承認されなかったので辞職したい」（これは、前回の評議員会で、暫定理事会が責任をもって次回学会を行う、と決まっているので当然である）、「先に選んだ理事のうち、暫定理事会から選ばれた5人（江熊、大熊、金沢、切替、西園）は、評議員会の承認が得られたら降りたい」「総会で予算などが通った後、人事のための評議員会を開催してほしい」、更に、「この評議委員会に対して新理事会が用意した提案はすべて撤回する」という逆襲騒ぎもあった。

これには、さすがに慰留意見が出たが、「暫定理事の辞意を認める」について採決され、45名の賛成で可決している。ついで、新理事会入りしている暫定理事5名の扱いに移り、5名全員が、出処進退は評議員会の意向に従うとしつつも、「学会存続」「論理矛盾」「切り捨てはファッショ」

などと主張している。評議員からも「一括承認」「理事会総括案を否定したのだから、その中心人物を承認するのはおかしい」（森山・中山）「全員推薦」（功刀）、「江熊・金沢はこれまでの発言から認められない」（内藤）などの意見が出された。無記名投票の結果「5人の辞意を認める」（27票）「認めない」（38票）、保留5、総数70…で新理事名簿のまま総会にかけることとなった。

このくだりは、読んでいてもわかりにくいと思う。新理事は、前から評議員会で決まっており、総会に20名一括提案と、定款にある。しかるにこの論議は、敵対する勢力の削減を狙った、むき出しの感情論だからであろう。ことに、極左・新左翼系の「新医協・共産系」攻撃は激しかった。そのため、学会紛争の最大要因の一つは、異なった政治セクト間の闘いとの見方・主張が出はじめ、そのこともまた、学会員の学会離れを加速させる要因となっていた。不幸なことである。

昼近くなって、中山評議員より、烏山病院のアピールを聞いてほしいと提案があったが加藤議長は昼休みを使ってほしいと休憩を宣言壇上から降りている。烏山病院の野村満氏、はじめ、家族会、市民代表が発言。森山「評議員」が、「議長団」に対して壇上に戻るよう要求（!!）、議長団はそれに従って昼休み休憩を取り消している。ひとしきり訴えが済んだ後、小沢評議員より、①総会に西尾・竹村氏（ともに烏山病院責任者）の出席をもとめる、②家族・市民の傍聴の許可の採決提案があり、議長団は二つを一括して無記名投票にかけた。63名中、賛成31、反対26、保留5、無効1で不可（賛成が過半数を超えていない）となったが、何を考えたか、座長団は、賛成が過半数でないので、と再度「可」「否」で再投票、「可」37、「否」29、となり可決されている。投票総数も何故か63から66名に増えている。

この一連の過程は、会員の「評議員会」傍聴発言を許した金沢学会のレベルを飛び越え、新左翼・急進派の組織した家族、市民、患者が総会や評議員会などで発言することを常態化してゆくのである。

その後、評議員会からの提出議題が論じられた。保安処分問題、社会復帰センター反対、病院不祥事件、臺氏批判問題など多岐である。臺問題は賛成36票で総会議題とすることが決まった。異例とも言える2日間にわたる直前の評議委員会の成果は、形の上で学会存続の危機を収めた（新理事会の承認の道を開いた）が、公開の名のもとに、会員以外の参加者の発言の道を拓き、以後の学会を一層極左・急進派の意のままにする手段を公認したのである。あえて評議員会を詳述した理由である。

4――ロボトミー、臺人体実験問題――大阪総会から名古屋総会へ

定数割れ、総会決議できす

昭和47年度の第69回総会は6月13日、大阪、厚生年金会館でひらかれた（太田幸雄会長）。筆者

も参加しており、総会では推されて議長団を務めた。

その前、10日、11日の2日間、大阪社会福祉会館で行われた評議委員会では、いわゆる「臺実験問題」が議論され、それにあたってきたこのための委員会の報告（小池清廉委員長）が承認された。また、「東大精神科の病棟自主管理問題」が取り上げられ、森山公夫評議員から占拠側の論理が述べられ、臺・上出評議員から2年8ヶ月、に渉る占拠の事実、病棟実習ができない現状が述べられ、双方の厳しいやり取りがあった。この議題は、かねてより〝自主管理病棟〟批判を続けていた秋元会員が5月18日付で精神神経学雑誌「会員の声」欄へ寄せた「東大精神科の〝病棟自主管理〟とはなにか―日本精神神経学会、理事会、評議員会および会員への報告」（「精神経誌」74巻、456―463頁、1972年）と題する長文の詳しい報告とマスコミでの取り上げがきっかけとなっている。秋元報告は、病棟占拠のはじまりから、説きおこし、危害をうけた看護師たちが一斉に避難してしまっている現在までの経緯や、東大病院長と自主管理側との矛盾した癒着に言及し、「自主管理」ではない！と手厳しい批判を展開している。秋元報告はこの大阪学会直前である。評議員会は、緊急動議で、「明日の総会には、自主管理病棟問題の関係者を含めて討論を深める。関係者とは、学会外の人も含める」ことを決議し、理事会へ要望した。いずれの問題も臺評議員が渦中の人になることが予想された。

総会は、学生・患者・家族・市民にも開放され（参加費を取っている）はじまったが、会員の集まりが悪く、午前10時55分に成立。恒例の議長団を構成した後、昭和46年度の事業報告など処理案件や次回総会会長決定などを順調にこなし、「石川清氏より臺氏批判問題委員会・仮称」（いわゆる臺人体実験問題）に移り、委員長の小池清廉氏より報告があった。色々な立場から、多様な意見が出てまとまらず、森山会員より「臺氏の人体実験は誤りであった」という文章について決を採ってはという提案があり、採決に入ろうとして出席者数を数えたところ、定足数を割っている（３７７名、90名ほど不足）ことが判明し、議長団は直ちに総会終了を宣言した。

終了させない！と参会者が議長団席に詰め寄ってきたため、会長責任で会員集会とし、採決したところ、賛成２３５、保留69、棄権１であった。集会はその後午後６時まで続き、自主管理病棟の患者代表のアピールや本日の総会の持ち方についての会長責任の追及などが行われた。

かくして、評議員会が総会決議を諮った二つの案件（いわゆる臺人体実験と、自主管理病棟問題）は、来年の第70回、名古屋総会へ持ち越されたのである。この問題も含め、諸問題がそれぞれの委員会で討論されていた。

昭和48年２月には、評議員会の改選が行われた。筆者も評議員に選出された。第７回定例理事会には、一般会員のほか、マスコミ（朝日・毎日・共同）の傍聴（取材）があった。「いわゆる臺人体実験」委員会報告の傍聴と撮影許可であった。

既述のごとく著者は、この大阪総会で議長団（会長と補佐する二人）に選ばれた。評議員会でも総会でも、極左急進派とそれが組織した市民・家族の威喝、詰めより、暴力に対する対策が必要であった。特にターゲットとなっている臺氏には、絶えず東大教室派の目立たない防衛隊がつくられていた。事前に会場の見取り図を取り寄せ、いざ！という時の逃げ道まで研究して臨んだ。議長団ともなれば、更に覚悟が必要であった。絶えず、非難され、詰め寄られて、こづかれるのは覚悟のうえであった。定数切れ、休会宣言ともなると、壇上に大勢の一般会員や傍聴者が飛び上がってくるのは、予想された事態であった。軟禁などの最悪の事態に備え、非常食まで用意して臨んでいた。いまでは考えられない状況である。それは、翌年の名古屋学会では現実のものとなったのである。

臺人体実験批判決議と傍聴者の場外乱闘

第70回総会（昭和48年度 名古屋。会長・井上正吾 高茶屋病院長）は名古屋市の中村公会堂で開催された。その評議員会・通常総会議事録は、学会誌75巻751―827頁に載っている。76pに及ぶ報告書であり、金沢学会に次ぐ山場であったことがわかる。大会基本テーマは昨年に引き続き「戦後日本の精神医療医学の反省と再検討」で、シンポジウムが企画され一般演題はなかった。学会に先立つ、2日間にわたる評議員会報告は学会誌上の「議事録」のはじめに、わずか4頁ほどのっている。その内容は、「臺人体実験」を巡る議論が主であるが、なぜか評議員会会場で起きた「異様な大混乱」の様子はほとんど載っていない。その「大混乱」の実況は下記のとおりであった。筆者は、評議委員として、その場にいた。

前回大会に懲りて、二人の若手医師に〝防衛〟をお願いしての出席であった。狭い評議員会会場は、極左・急進派の組織した傍聴者（会員・患者・家族・市民…）や取材のマスコミ陣に取り囲まれていた。出席していた臺評議員を巡って非難・怒号が飛び交い、統制が取れなくなって、詰め寄り、掴みかかる、それを撮影した新聞社のカメラが奪われフィルムを抜き取られる（のちに被害にあった朝日新聞から学会宛に抗議文が来た）という無統制状態であった。フィルムを抜き取った理由は、患者のプライバシー保護であった。この「患者を盾に使う」作戦は、極左・急進派の常套手段であったが、ここでもその自己撞着ぶりをさらけだしたのである。トイレに行くのに極左派傍聴者がついてきて、非難恫喝を受けた評議員は多い。2日目に入ってから、また事態は一変する。極左・急進派を支持する傍聴者を、支持しない傍聴者が包囲しだしたのである。しかも、極左・急進派の傍聴者が日常敵対している民青系の大集団（学生・市民）が傍聴を求めて、会場に押し掛けてきて、会場下の階段で、傍聴者同士の衝突があり、放水・バリケード構築などの小競り合いがはじまり、双方に怪我人が出ている。会場管理者よりの要請もあって、双方は一時停戦、理事会選出をしないまま、出席評議委員は誘導退避させられている。その後夜まで傍聴者双方は衝突し、市内各所で衝突が続いた。そのため新理事は翌日の総会シンポジウム「精神衛生法」終了後再開された評議員会で選出という、これまた異常な事態となった。学会としては、ななんとも情けない事態で、金沢学会以上の会員離れの要因となった。

「臺問題」では、いわゆる「吉田新事実」が衝撃を与えた。松沢病院の吉田哲雄氏が調べたところ、更に2名の死亡例が見つかったとするもので、吉田哲雄氏は、カルテや検体を持参しているという。臺評議員はこれに対して反論をしているが、「臺氏の人体実験と同じ手技により少なくとも3名の死亡者があった。今回提示された2名については、ロボトミーが同時に行われていたとはいえ、皮質採取がなければ死に至らなかった可能性が強い（略）、2例の死亡例は臺氏の人体実験の手技がロボトミー以外の強い侵襲を加えることを明らかにしている。臺氏および広瀬氏がこの事実を公表しなかったことは科学者として、医師として許しがたい行為である」という決議を、可72、否3、保留21・白票1（合計97、記名投票）大差で可決している。この大差は「新事実の暴露」（?）がいかに衝撃的であったかを示している。

この新事実は、その直後、松沢病院のロボトミー手術台帳および剖検記録を調べた南雲与志郎氏が、記録と違うことを立証し、理事長（平井富雄）へ、私信として送って公表を求めている。臺氏も、患者の承認を得ていなかった非は認めつつも、吉田新事実はねつ造だと反論している。その夏、共同研究者、江副勉氏の死後、発見された遺品の中から見つかった自分たちの実験ノートから、吉田新事実の2例の手術は、自分たちの論文報告の後に（広瀬氏により）行われたものであり、その日には皮質採取は行われていない（ロボトミーだけであり、組織の採取をされていない）として、創られた新事実と主張している（「誰が風を見たか」臺弘、1993年、星和書店）。

名古屋学会で新たに承認された新理事は、

飯田　真　金沢　彰　吉川武彦　計見一雄　小池清廉　後藤　聡　島　成郎
清水将之　長田正義　中山宏太郎　成瀬　浩　野口拓郎　原田正純　菱山珠夫
平井富雄　福井東一　町山幸輝　森山公夫　山下剛利　山本　巌　（敬称略）

であった。

金沢学会で選ばれた暫定理事で残っているのは金沢氏1人である。金沢学会当時の立役者であった高木隆郎、岡田靖雄、江熊要一氏をはじめ、ほとんどの人が消えているのが目につく。

「臺人体実験問題委員会」では、実験そのものを、人道的・学問的に弾劾する派（生体実験呼ばわり）と、感情的にならずもっとカルテなどに当たるべき、そのうえで判断しないと薬物の治験をはじめ、一切の「研究」ができなくなるとする派が譲らず、ＡＢ両論併記のまま理事会へ提出された。理事会は、それに基づいて評議委員会に6点からなる見解を報告した。

「大脳皮質採取は、患者の直接利益が目的でなく、不必要な害のおそれがある、本人・家族の承認がない、ので科学実験とは認められない、かかる論文を学会誌に掲載してきたことを反省し、今後、医学実験でかかる逸脱が起こらぬよう努める」

この見解は、当の臺氏をはじめ、反論・異論が多く、評決に至らなかった。

理事会は再度検討し（4月27日）次のような見解をまとめた。

①医学研究としての人体実験と、患者の人権のかかわりを通して、今後「患者の立場」に立った精神医学・医療の展望を切り開いてゆく

②臺問題という個別的具体的な問題に取り組むことを通して、医学実験・人体実験の在り方に関する一般的な問題を提起する。

この見解にたって評議員会に次のような提案を行った。

I　臺氏の大脳採取に関する人体実験

被実験患者に直接利益をもたらすものではなく、ロボトミーを利用してロボトミー範囲外の侵襲を無害性に関する確証もないまま加えたものである。

患者および家族の同意をえていない。

以上2点は本実験の基本的欠陥である。それ故、これは人権上の立場から医学実験として到底容認できないものである

Ⅱ　この実験は「精神障害者」に対する人権軽視を背景にしたものであり、本学会として深く反省しなければならない。今後我々は、医学実験の在り方について検討を続け、このような行為が繰り返されないよう努力する。

この決議は前記のごとく、評議員会で、賛成72／反対3／保留21／白票1で可決されたが、理事会は、「吉田新事実」を受けて、「臺氏と同じ手技（ロボトミーおよび皮質採取）により、少なくとも3例の死亡者があった。今回評議員会で提示された2例については、ロボトミーが同時に行われたとはいえ、皮質採取がなければ死に至らなかった可能性が高い。（中略）2例の死亡者は、臺氏の人体実験の手技がロボトミー以外の強い侵襲を与えることを明らかにしている。臺氏、広瀬氏がこの事実を公表しなかったことは、科学者として、医師として許しがたい態度である）」を最終見解としている。

いかに、「吉田新事実」が衝撃的であったか、議論も理事会の態度も、いかに攻撃へ収斂したかがわかる

通常総会は、はじめから荒れた。評議員会での騒乱ぶりを、しんぶん「赤旗」が報じたからである。「医学的討論を妨害、トロツキスト暴力集団、評議委員にも暴行…」として、傍聴者を扇

動した首謀者として6人ほどの名前も載っていた。それに対して総会として抗議をすべきという発言（宇都宮泰英・毛呂病院）がキッカケであった。森山評議員は、これを受けてすぐに賛同し、民青寄りと決めつけて金沢彰評議員、菱山珠夫評議員を名指し、見解を求めている。このことは、精神神経学会の混乱は、実は政党・セクト間の争いであるとして傍観する一部会員の保身合理化を一層強化するものとなった。

しかし、この件（赤旗記事）に関する、井上会長の説明は、まったく事実と異なっており（著者は評議員の一員としてその場にいた）、ひたすら、その場がこれ以上荒れないように極左・急進派に媚をうるものであった。引用しておこう。

「当日、議論は十分尽くされて、一方的に強制したという事実はないと思います。それからそういう風に扇動したということは議長として知りません。休憩中に、一部、臺先生を囲んで討論しようというふうなことがございましたけれど、扇動するどころか、なだめに入ったという風な、平常に話し合いをしようというふうにしたのが森山氏だとか、小沢氏だったと、これも認めます。したがって議長としては「赤旗」にかかれている、いま言われた部分に対しては、議場においてはそういう事実はなかったという風に認めております」

実情は取材していたのは赤旗だけでなく、朝日新聞などもいて、被害を受けていたのである。臺氏を囲む傍聴者をなだめに入ったというのも、自ら扇動した傍聴者が激昂して制御できなくなってしまったからであった。

総会の最重要課題は、吉田新事実を使って、評議員会で決議した、臺氏を追い詰め、臺弾劾決議をすることであったので、井上議長は「臺人体実験に関する決議問題を議題として取り上げた。それでもなお、赤旗への抗議と記事撤回動議が出され、拍手で決めようとしたところ、小田晋氏（医科歯科大。保安処分賛成論を学会内で堂々と主張する学者として一目置かれていた）より、厳しい指摘があった。「トロツキストだのコミュニストだのとお互いに悪意を投げあうのは一般会員には迷惑である。しかも評議委員の一人を、ある政党と結びつけて〝踏絵〟を踏ませた。任意団体であるこの学会を特定の政党との争いに巻き込もうとする現在の学会に反対です」。これに追加・同調発言（トイレに行っても付け回される）があり、赤旗への抗議は消えてしまいやっと議長団の選出へと移った。理事長（大熊輝雄）報告は、臺氏問題委員会報告も含め、すべて承認され、ついで、予算や財務報告も承認され昼の休憩に入っている。午後再開後、松田方一会員（吉田病院）より、病院問題委員会より受けた誹謗・中傷の抗議の発言要求を会長はやんわりと退けビラとして配られていた「全国医学生自治会連絡会議、愛知県学生自治会連合会、名古屋大学医学部学生会執行委員会」連名の「不当な傍聴拒否に抗議する」に曖昧な釈明をした後、「臺実験問題」を諮っている。金沢学会の会長を「真面目にして動揺」とするなら、今回の会長は「公平を口にしつつ極左乗り」であった。

総会での討論は臺人体実験問題に費やされた。吉田哲雄氏の「新事実」の説明、スライドを使った石川清氏の包括的な説明と批判、小沢勲氏の「臺氏の反論に対する反論」が続いたのち、臺氏も批判に対して系統的に反論を行っている。採決の動議が出るや、反対の発言が続出する。趣旨は「これは採決すべきことではない」「個人攻撃をすれば、いいことではない」「臺・広瀬両氏が、加害性を隠ぺいした…という文言はよくない」「反対の討論にもっと耳傾けるべき」「もっと科学的に症例検討すべき問題である」などである。しかし、議長団入りしていた極左・急進派推薦の星野征光氏は、議長職権を使って、これらの異論を、恫喝をもって抑え、「評議員会では記名投票としたがここでは、挙手採決とする」とした。理事会および評議員会の見解（5月29日）、およびその前日の見解（5月28日）を一括可決した（賛成４０２、反対11、保留１４８、棄権４）。その後も異論が続出した（承認が得られれば良いのか、保留なら許されるのか、決議でだけして、明日からの診療に責任を持てるのか…など）。また、人体実験はまだある（宮川実験・熊本、江熊実験・群馬）などの告発もあった。

定足数切れの前に新理事の承認が必要である。焦っている会長に対して、臺支持に回った理事（菱山・後藤理事など）は認められない、との発言が富田会員・森山理事など（ともに赤煉瓦占拠派）と相次いだ。さらに町山幸輝理事は「一貫して臺支持（そして、赤煉瓦占拠派と敵対している教室会議の中心のひとり）」なので、彼を除いて一括承認が主張された。また、小沢評議員は一人ずつの承認を主張した。極左・急進派は、「人体実験問題」の圧倒的票差勝利を使って、理事会内から、「反―極左・急進派」の一掃を目論んだのであろうが、定款は、「20名、一括承認」と決まっているのである。したがって評議員会で選ばれた先記20名がそのまま新理事となった。

精神科病院問題報告（いわゆる、悪徳病院告発）

総会は、続いて「病院問題」に移った。「烏山病院問題」は係争中であったので、「病院委員会」は、問題病院とされた五つの病院を調査中であった。そのうちの一つ奈良・吉田病院は総会で「会員のみなさんに訴える」をいうビラをまき、「精神病院問題委員会」に対して抗議と報告書の撤回を求めていた。ことはKさんという長期（医療保護）入院患者さんを、地域の患者組織と支援する極左・急進派医師が、家族を説得して退院させたもので、そのため、その医師は吉田病院から告訴されていた。これは長期医療保護、治療努力不足として朝日新聞に載り、問題となっていた。吉田病院側は学会の「精神病院委員会」の調査にも応じていた。極左・急進派は、吉田病院へデモをかけていた。

結果は、病院委員会の結論の通りとなり、吉田病院はビラの撤回を「認めさせられた」。

精神科病院問題をここで取り上げるのは、ここで交わされた是非・精神科病院の現状は今も続いているし、この糾弾は、各病院に改革ではなく、上辺だけ取り繕うという委縮した方針をとらせる契機となったと考えられるからである。

病院問題の委員長、福井東一氏の冒頭発言（告発された5病院調査）の趣旨は「精神病院の閉鎖性、治療が一般社会の目の届かないところでおこなわれている」「今後市民、社会、法曹らとこの問題意識を共有しなければならない」であった。前日のシンポの結論もそうであった。しかし、それとは別に、極左・急進派は吉田病院を狙っていたのであろう。吉田病院は、奈良の古い病院であり、開院当時開放病棟であったが、戦前、代用病院に指定され、閉鎖性を強めてきた歴史を持っている。そして、自分たちを批判する医師たちの勤めている病院に比しても劣悪だとは思っていなかったと考えられる。しかも、民医連に所属していた。総会の議長団にいた星野征光氏はこの部分を取り仕切って、吉田病院、松田院長を、尋問のごとく追いつめていった。かれは、極左であり、反共主義者でもあった。同じ立場の内藤明久氏（岩倉病院）、野田正彰氏（長浜日赤）も強力な追及者であった。この当時、どこの病院も、「不十分であり改善をはかろうとしていたが、低医療費、人員不足（医師・看護師）のためままならず」、それでも、「我が病院はましな方！」と思っていた。つまり、近くに在っても精神科病院同士の（人的、臨床技術的）交流がなく、社会から孤立しているどころか、精神医療の仲間同士孤島化、秘境化し、独善傾向に陥りがちだったのである。そして、この状態が長く続いてしまう「文化・風土」こそが、わが国の不幸であった。素直に読めばこの「精神病院委員会」報告は、示唆に富み、かつ内心忸怩たるものがあるものにとって、改善の駆動力に成りえなるものであったので残念である。（この直後吉田病院を見学した筆者は、大看護単位、十数名が寝起きする大部屋、暗く曲がりくねった通路などをみている。その後まもなく病棟新築され、これらは解消された）。社会からの孤立よりも、他院と交流のなさが、善意であっても、批判や発展を無くし、「独善」の文化を育ててしまったのである。この傾向は、今もなお続いていると言ってよい（精神科病院は日本最後の「秘境」論の根拠である）。誰にでも、何時でも、余すことなく公開できる精神病院でなくては運動への市民の協力・参加は得られない。偏見も消えない。一般論として、誰にも、いつでも見学を歓迎するとしながら、個人情報や守秘義務を盾に、今でもなかなか全貌を許可しないのが現況である。

学会存続の危機と総会中止（昭和51年）

昭和49年の第71回総会（島薗安雄会長）は、５月22日東京、虎の門で行われたが、定足数に達しなかった。その前後の学術集会（大会統一テーマに沿って企画されたシンポ）は行われた（会員１０９１名、非会員、学生その他、約７７０人）のである。会員の総会離れが目立った。そのため、７月21日　総会のみが行われた（東京）。出席会員は１５２名、書面による意思表示者３１２名、合計464名（定足数462）という薄氷を踏むような総会継続であった。総会存続に必要な、理事長一般報告や、事業報告、収支決算と次期総会（会長・場所）を決めるにとどまった。午後からは、出席会員数が減り、終了となっている（集会に切り替えられたがこれも一時間ほどで終了）。

5月22日（成立せず会員集会となった）の主な問題点は「精神外科を否定する決議案」「作業療法点数化に関する声明」「群大精神科研修医受け入れ拒否問題」などであった。いずれも5月19・20日に行われた評議委員会の主要なテーマであり、総会での議論、採決を予定していたものである。島薗氏は、二度にわたって不如意な会長を務めたのである。

昭和50年度（第72回）総会（会長　宮本忠雄）は5月13日午後、東京で開催された。5月11日に行われた評議員会で、検討され、準備された三つのことを決議した。

臺人体実験問題を発展させた形での「精神外科を否定する決議」は反対0で議決された。精神科病院での不祥事件の根本にあるものとしての「通信及び面会の自由に関する決議」もまた反対0で成立している。三つ目は、すでにはじまっている「作業療法点数化に反対する決議」である。今の院内の状況では作業は療法とは言いがたく、患者の生活および労働に関する諸権利擁護と鋭く対立している…がその理由であった。これも反対0である。棄権は10％強あり、使役や掃除など芳しくない面も承知であるが、低医療費政策をカバーでき、将来、よりましなものに育てるべき（評議員会討論）との主張を反映していたと考えられる。

今学会も金沢学会以降と同じ統一テーマ（戦後日本の精神医学・医療の反省と再検討―今後の展望を開くために）であったが、そのもとで企画されたテーマが「精神分裂病とはなにか」であり、反精神医学の旗手、Ｔ・サズやＤ・クーパーが招かれていた。急進派の理論的主柱は「分裂病疾患論」の否定（「国家と狂気」精神科医全国共闘会議編、田畑書房、１９７２）が座っていることは、よく知られていたので、両氏の参加は、衰えかかった精神神経学会のカンフル剤であった。シンポは賛同する人たちで盛り上がったが、クーパー、サズ両氏とも、これまで知られていた見解以上の発展はなく、いろいろな方法を折衷して苦戦して分裂病治療を実践していた多くの臨床医たちの期待を裏切るものであったといえよう。学会盛り上がりの力とはなりえず、学会の行政当局への影響力もさらに薄れていったと考えられる。

昭和51年度（73回）大会は寸前になって中止となった。長浜日赤の野田正彰医師と岩倉病院側の中山理事との対立から、理事会は毎回両派の傍聴者の内ゲバ的様相を呈し編集委員会を除いて各種委員会は活動できなくなり学会の崩壊の危機に至っている。当時理事長であった平井富雄氏は「元を糺せば金沢学会の評議員会・総会の運営が怒号と暴力の支配により旧体制を威圧する中で進められ、それがお手本となったのである。人権は障害者のみならず、精神科医の人権まで踏みにじる勢い」となり、このことが「学会の社会的信用を失墜させた」（85回総会「歴代理事長は語る」）と述べている。

ここまで、金沢学会後、7年間の学会について、通史風、解説風に書いてきた。この混乱はその後も続くのである。それは、東大精神科紛争が治まるまで続いている（第2章参照）。紛争終焉後、高々と掲げられた問題点が改革、改善されたか？それは無かったか、あってもきわめて限定的でしかなかった。現在の、精神神経学会は再び研究の発表の場となり、紛争中の統一テーマであった、「戦後精神医療の総点検」を実践する主体とはなり得ていないばかりか、遠ざかっているように見える。

（補遺1）本文で「極左・急進派」というのは、大学・講座制解体、学会解体を主張する人たちのことを指している。東大精神科医師連合は、医局・教室解体を目論んでいたわけであるから、構成員はすべて極左・急進派かというとそうでもない。主任教授に対する反感から同調した人もいるし、本当に医局講座制の改革を考えて主導した人もいる。各大学の教授たちが実権を握っている学会に対する純粋な怒りもあったろう。そして、本物の政治セクト（それも単一ではなく、ブンド、革マル、中核、社青同などいろいろである）に属し、その方針に沿い動いた人もいるだろう。それらを一括する名称がないので極左・急進派としたまでである。新医協・共産党系の会員は、学会改革、精神医療改革という点では同じなので長崎学会までは共同行動をとっている。呉越同舟であったのである。しかし、金沢学会からは、共産党系会員への敵対・排除が、鮮明になっていく。もともと、左翼と新左翼は、敵対していたし、年表で分かる通り、このころ極左セクトは、先鋭化、細分化し、内ゲバを起こし、ハイジャックや浅間山荘事件（連合赤軍）など、直接武力革命に走っており、急速に社会からの支持を失っていた。「新左翼・急進派」というレベルで、ともかく歩調を合わせ、多くの学会員を巻き込んだこのやり方は、セクトとしては「ややおくれていた」のである。それだけ、精神科領域は矛盾に満ちていたと言える。医局講座制打破、大学解体という、問題提起に対する共鳴盤は、想像以上で、多くの若い人が、陣営に参加し、行動に参加しなくてもシンパシーを持ったことは、事実である。その中で「ノンセクト・良心的急進派」と言われた人たちが、心ならずも〝果たした〟役割は大きい。極左・急進派の〝正体〟が判るにつれて、その人たちも、心情的支持者も急速に離れていった。

金沢学会以後の極左・急進派の動きを通覧すると、学会という、願ってもない舞台を握って、講座制解体などの運動を強める動き（これがメインなのだが）と学会という舞台を手に入れたためにそれを「維持する努力」の双方が見える。当初、学会を潰して、新学会設立の声が高かったが、新医協・日共系と目された人たちは、学会を潰さないという方針をはじめから決めていた。極左・急進派の人たちも学会を握って離さず利用するという方針では、同じなので解体だけは免れたが、その代り双方に少なからぬ犠牲と消耗をもたらした。それゆえに長期化し、会員の学会離れと権威の失墜、国・行政への影響力低下は免れようがなかった。

（補遺2）　統一テーマの名のもとに、次々と取り上げていったテーマは、画期的なものであったと思う。「医療の現状」「精神外科」「生活療法」「分裂病とは？」「保安処分」など多岐にわたっているが、それが感情的、罵倒、吊し上げ、個人責任追及の形で行われたのでは、「成果」は逆になる。冷静に、エビデンスを求めることが、正しい批判である。せっかくのテーマが台なしであった。学会とは、やはり第一は学術向上の為の場である、しかしそれだけに終わってはならない…が妥当な見解なのであろう。

学会での紛糾は、そのまま各大学に波及していったし、反対に各大学や病院の紛糾が学会の中に持ち込まれ、更に紛糾させる（「自主管理病棟問題」や「石川清氏の告発」のように）というダイナミズムが働いていた。それらについては項を改めざるを得ない。

この間、様々な総会決議がなされたが、それがどんな役に立ったのかも、効を上げたのかも吟味しなければならない。筆者は、決議は立派だが、現場では一層巧妙な隠ぺい工作が行われ、新たな取り組みを委縮させていったと、考えている。

現在から考えると首をかしげざるを得ない決議、たとえば作業療法点数化反対や医療費問題委員会での「精神医療無料化提案…厚生省から」対する疑問・逡巡・拒否などがある。前者は、昭和50年であり、後者は、昭和43年と50年の二度起こっている。いずれにしても、現状暴露だけで、精神医療医学改革の戦略を議し、統一した推進体をつくることはできなかったのである。学会認定医問題にしても、そういった戦略的視点から振り返ってみれば別の評価ができるだろう。しかし、当時は、患者さんの為という名分で、真剣に、戦術的判断し近視眼的主張に走ったのである。それも、今だから言えることである。そして、その当時25万床以上と言われた超長期入院者は今も基本的に変わっていない。その責任は、金沢学会から始まった、学会の機能麻痺、影響力低下、戦略的観点の否定へ、多く帰せられるだろう。議論では組み伏せても人は動かない。まず（精神科）医師が団結しなければ、ことは成就しない。団結の場は学会である。金沢学会以後の精神神経学会は求心力を減らし続けた不幸な歴史である。一日もはやく、現状打開のために、真の医療改革のために、人が集まり協力しあう日が来ることを願ってやまない。その時は、正式な要請として、精神医療改革の為、関連職種や家族・当事者たちの参加協力をお願いすることになるであろう。そして、一番根底にある、精神科の低医療費政策をまず議題とし、家族の保護義務化を外し、真の「地域医療」の全面展開へと共同歩調をとることになるであろう。ここ数年の精神神経学会を見ていると、その方向への動きはいまだ鈍い。地域ではクリニックや共同作業所やグループホームや精神科訪問看護ステーションが沢山でき、家族会も新生し、当事者会、兄弟姉妹の会、配偶者の会など当時と比べ物にならないくらいできている。変わらないのは入院医療だけであり、変革のためのグランドデザインのなさである。それは、精神神経学会を抜きにしてはできないことなのである。

第2章◉源流・象徴としての東大精神科紛争の「責任」

1——紛争小史

1968年3月、いわゆる「春見事件」に対して、17名の処分発表。うち、粒良君は、事件に係わっていないことがわかり（いわゆる原田・高橋調査）処分は取り消された。各大学では収まりかけた紛争が、東大では、この杜撰な処分発表で一気に燃え上がり、ブンドなどのセクトが中心となって、安田講堂を占拠した。10月には全学共闘会議ができ、全学無期限ストに突入。精神科では10月13日、医局解散決議、21日、「東大精神科医師連合」が結成された。その目的として「講座制解体・大学解体」を掲げた。11月7日には、臺教授不信任、退官要求を突きつけた。一方、加藤東大総長代行による、収拾策が進められ、7学部と当局の「確認書」が交わされ、翌1969・1、機動隊による安田講堂の占拠排除、医学部学生自治会で十項目確認書、医学部合意書の批准、無期限ストの解除を決める。ついで文学部学生大会で「全共闘リコール」がきまり、全10学部がスト解除となった。

（追い込まれた）精神科医師連合は、公選制を打ち出し、講師・助手の辞表提出を決議。1969・5・12、精神科教室常勤医一同名で「東大精神科医師連合の正しい発展のために」という、「医師連合」をいさめる文章が出される。5月28日、1年4ヶ月ぶりに医学部授業再開となる。金沢学会はこの二つの出来事の間で開かれたのである。9月、精神科常勤者、非常勤者全員による「教室会議」が結成された。精神科病棟実習は暴力で阻止され、精医連による病棟占拠は、此処からはじまる。10月には、占拠は研究棟まで広がり、学生は勿論、教授、常勤医師まで立ち入れなくなっていった。1970年2月、医学部学生大会は、精神科病棟の「開放」を求める決議。8月岡田靖雄氏をのぞく「東大精神科常勤医一同」は「精神科医師連合」からの脱退声明をだした。

以後20年以上、赤煉瓦病棟（自主管理病棟と主張　正規の東大医師2名、石川清講師―保健センター・医師連合委員長長と岡田靖雄氏のみ）と外来（外来・デイホスピタル、小児デイケア）に拠る「教室会議」派の対立が続くのである。1971年3月、石川清氏は、過去の臺論文を人体事件であったと告発、これは、その後、精神神経学会に持ち込まれ、「人体実験断罪決議」となった。赤煉瓦病棟の医療はどうであったか？　医師連合派以外は院長・科長さえ立ち入れなかったので、看護師などから漏れてくる話しが主になっているが、唯一の正規職員医師であった岡田氏をして

「治療的な環境ではない」と言わしめている程度であった（71・11・30）。その岡田氏も翌年４月、東大を去っている。決定的だったのは、72年４月宇都宮泰英医師ら占拠医６名と、医共闘系学生ら10数名が病棟勤務看護師に殴る、蹴る、首を絞める、押し倒すなどの暴力行為を働き、師長以下を病棟から追い出してしまったことである。赤煉瓦派医師たちは逃亡といい、当の看護師たちは「身の危険を感じ退去…」と言っている。その後看護師たちは、勤務場所に戻ることはできなくなったのである。教室会議は、その都度「「東大精神病棟〝自主管理〟の実態について」などのパンフをだしているが、なかなか関係者以外には広まらなかった。精神神経科学会誌には、「会員の声」欄に、秋元波留夫氏が再三、現状を知らせ、改善を求めている。東大精神科の「病棟自主管理」とは何か―理事会、評議委員会、会員への報告（１９７４年５月号、４５６―４６３頁）は長文であり、詳細にして本質をとらえている。世間がこの異常な実態を知ったのは、「サンケイ」新聞の連載（後、出版された）であった。

臺教授退任（１９７４年３月１日）後、教授不在時代が続く。形式上、医学部長・院長が管理責任者となり、分院精神科の土居健郎教授・佐藤倚男助教授を加えた管理体制となり、次いで科長として土居教授が赴任、ついで佐藤教授時代となるが事態は一向に改善せず、両教授とも赤煉瓦病棟に入れない日々が続いた。赤煉瓦病棟は、その後、成田闘争など極左勢力の宿泊・出撃基地の様相を帯びていった。精神科医師会議派の外来に対する襲撃・嫌がらせも再三起こっており、教授は占拠派と教室会議派とのメッセンジャー役しか果たしていないとの批判が絶えなかった。教室会議派に助手欠員が出ると補充してもらえず、それは、病棟への助手となっていった。学生実習・臨床教育はもっぱら外来やデイホスピタルを使って教室会議の医師たちが主に行っている。そのことについての「対病院長、学部長交渉」では、赤レンガ病棟の非を認めるが、やっていることは、逆であった。医学部当局は「意見のあわない二つのグループが対立している」「それを解消すべく努力中」で、その場をしのぎつつ、そのために形式だけの会議の提案、対等な人員配布努力をして、占拠派の増員を図っている。東大病院にとって厳しかったのは、会計監査院の立ち入り検査で、その結果、予算執行不適切、赤煉瓦病棟を解決しなければ、次年度の東大病院全体の予算執行を止める！という通達であった。そのため見せかけだけでも両者の対等・融和を一層演出しなければならなかった。その為、鵺のような態度を歴代の病院長、科長はとっていたと考えられる。文科省では、東大を「紛争未解決地」と認定し、予算執行も4ヵ月ずつしか認められないという屈辱的な立場に立たされていたからである。

「両者双方が必要、それは話し合いで実現」できると本気で考え取り組んだのは、臺教授後、初めて正式な形で精神科科長に選ばれた原田憲一教授である。彼は、精神科医師会議結成の発端となった「粒良くん、冤罪」の証明に係わった人物で、その後信州大精神科教授となっていた。副科長（助教授）は西山詮氏（東大医師連合員、脱会して就任）であった。医学部本部が解決の切り札として選出したと考えられる。原田教授は、「1986年は東大精神科開講100周年である。その記念行事を盛大にやる」ことを提案、それを通して双方の話し合いの実現を考えていたようであるが、教室会議や同窓先輩たち、赤煉瓦病棟、双方から賛成が得られなかった。双方が必要、そのための話し合いを訴え続けたが、結果として残ったものは、赤煉瓦病棟の助手の増員、森山公夫氏の講師・病棟医長任命、など形の上の「対等」であり、本質的解決には至らなかった。相変わらず赤煉瓦病棟からの出前暴力は続いていた（今回は告訴したため、刑事事件として捜査が入り、起訴されている）。在任中（1988年4月21日）医師連合側から教室会議に「話し合いの呼びかけ」も行われた。内容は、自由入院、開放化、地域医療の時代、学生に病棟実習は必須である。それを引き受けたい、これまでの行きがかりを捨てて話し合いのテーブルに着くことを提案したい…と。精神科実習問題で話し合いをこれまで拒否してきたのは「精神科医師連合」側ではないかと、これを教室会議は蹴っている。これも、原田教授の必死の努力であったのだろう。だが事態は一向に好転しなかった。

「原田教授在任6年間の足跡と年表」（教室ニュース61号、10頁）という記事は原田教授への期待の大きさ（彼ならやってくれるだろう！　公平、学問を大切にする人だから…）に対して失望の大きさが書かれている。第一声が助手の数を（病棟／外来）半々にする、であったこと、原田教授になって以来赤煉瓦からの暴力が増えたことを皮切りに、赤煉瓦強化を図り、見せかけの正常化をつくる以外の何物でもなかったと、資料・言行録を付して手厳しく批判している。臺教授以下歴代の教授と同じく失意のうちに定年を迎えている。

１９９０年4月より松下正明教授、中安信夫助教授時代へ入る。１９９2年2月、病院長・精神科長共同声明が、医学部科長会議で承認された。その内容は、「自主管理は認めない（科長管理であること）、暴力・意見の強要も認められないこと」「精神科医師連合は精神科の運営に関係ないこと」であった。はじめて、教室会議側の主張（暴力反対、赤煉瓦の解放・立ち入り）がオーソライズされたのである（逆に言えば、大学・文科省が、赤煉瓦を切り捨てたのである）。その背景にどのようなことがあったのか？もちろん、横浜市立大から就任した松下教授の尽力（人格・学識・解決する政治力）があったのであろうが、科長に従来通りの権限を与え、病棟・外来を統括させるという体制をとった病院長や科長会議はこれまでなかった。対文科省との関係が抜き差しならないところまで来ていたのであろう、これまでの見て見ぬふりから、想像できない変化

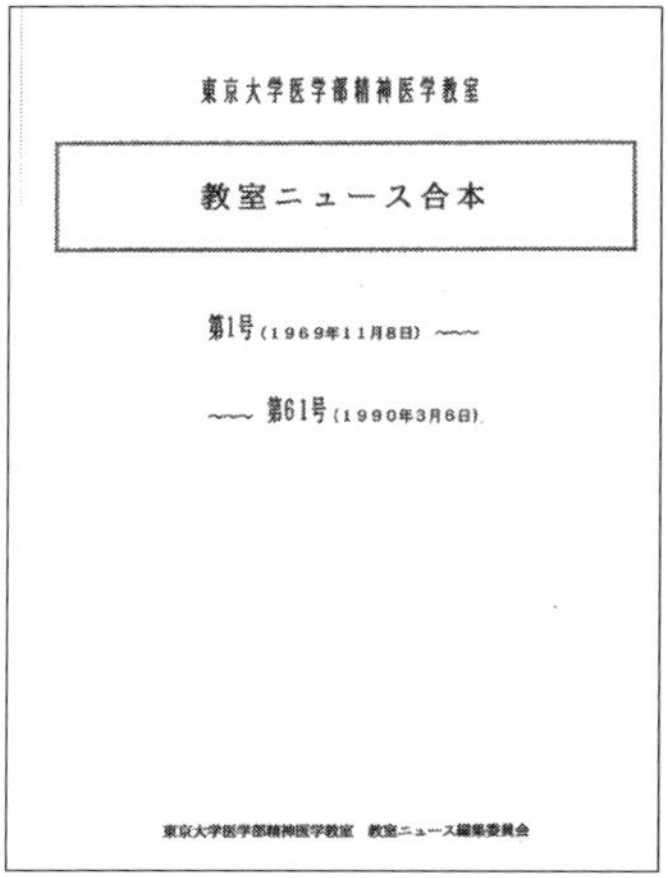
東京大学医学部精神医学教室

教室ニュース合本

第1号（1969年11月8日）〜〜

〜〜第61号（1990年3月6日）

東京大学医学部精神医学教室　教室ニュース編集委員会

東京大学医学部精神医学教室発行「教室ニュース」合本（1号・1969年11月8日〜61号・1990年3月6日収載）の表紙

である。金沢学会（１９６９）から、21年目の変化である。

そこには新外来棟建築、引き続き新病棟建築が控えていたと考えられる。「赤煉瓦病棟」も消えてなくなる運命にあった。また、新教育カリキュラムは病棟を新改築しないとできないものになっていった。東大当局としては、この新築に支障が起こるようなことは、避けねばならなかったと考えられる。会計監査院の命令書もあり、赤煉瓦問題を何としても解決しなければならなくなっていた。紛争自体が、時代に応じた大学病院づくりの支障物化したのであろう。

精神科内では、「精神科将来検討委員会」（中安委員長）が置かれた。その下に外来棟運営検討委員会、病棟運営検討委員会、研究棟共用検討委員会、新病棟建築プラン委員会が置かれた。将来検討委員会は、分院の統合問題も視野に入れたものなのでそのまま残し五つの小委員会が動き出したことになる。

この情勢変化を受けた「医師連合」は5月、「東大精神科医師会議」と改称しその名前で10月5日、「歴史的問題や組織論などを話し合いたい」を教室会議へ申し入れている。一方、赤煉瓦病棟は2交代制を10月からとることを決め、かつて病棟を追い出された看護師たちの病棟勤務が施行されだした。また。念願のデイホスピタルが認可された。双方の理念は食い違ったままで、教授権限を強化することによって、形の上の正常化が進みだしたのである。

赤煉瓦派と教室会議は、医局長・外来医長が代表となり予備折衝をくり返した。教室側は、いま急速に進んでいる五つの小委員会に参加・実現する中で、折衝してゆきたいと主張したが、赤煉瓦側は、宇都宮病院問題のシンポジウムを行い、「総括」しなければ小委員会には参加しないと主張、最終的に「宇都宮病院についてのシンポ」が双方の共催でおこなわれた。双方の常勤医と科長・副科長参加のもとに整然と議論が行われた。意見の一致などより、はじめて、民主主義のルールに従って話し合いができたのが一番の成果であろう。宇都宮病院と東大精神科教室の関係は、別な項で論ずるが、浅からぬものがあり、「いまだ、刺さったままの棘」であったのである。

とまれ、赤煉瓦不法占拠問題は、議論の果ての解決ではなく、文科省の方針（国立大学の特別行政法人化目指した新たなる大学管理法）のもと、カリキュラムの変更、それに見合った新外来・病棟の建築という、大波の前に、双方の顔を立てながら、なし崩し的に消滅させざるを得なくなったのである。理念問題での対立、感情的な対立をのこしたまま…。それは、各大学での精神科紛争が治まってから、十余年後である。

2 ――いわゆる「自主管理病棟」について

講座制打破、大学解体を目指して医局解体（１９６８年10月14日）を行い「精神科医師連合」を創った（10月21日）。だから、すぐに医学部教授総会全成員に対する辞表の提出を要求している。翌月には、臺教授不信任・退官要求決議を行っている。ここまでは良し悪しはともかく、理念に沿った行動であった。しかし、加藤一郎氏が総長代行に就き、７学部代表と「確認書」を交換、１９６９年1月18日には安田講堂陥落、全共闘排除、授業再開の気運が高まっていった。講座制打破・大学解体路線にとって大逆風であった。特に、安田講堂を失ったことは、それまでの極左・急進派全共闘路線にとってシンボル喪失的なダメージであったと考えられる。したがって戦いを継続していくためには次なる拠点・シンボルを必要としていた。そこは、全学から孤立していても、まだ戦いの炎が燃えており勢力を持っていた精神科しかなかったのであろう。

１９６９年4月、講師・助手の辞表提出決議、金沢学会を挟んで、9月教室常勤者・非常勤者による「教室会議」結成により、医師連合が少数化してしまった。「医師連合」は、その一週間後、精神科病棟の学生実習を、暴力を持って阻止してしまう…という暴挙に出るのである。医師連合による精神科病棟（赤煉瓦病棟―通称）の暴力的占拠のはじまりである。常勤医は一人（岡田靖雄氏）であり、あとは、石川清氏（当時、精神保健センター勤務、赤煉瓦病棟常勤ではなかった）、応援の医師・学生たちという少数派であるが、「内部から大学解体を推し進める」という苦しい路線修正表明を行い、初志を貫くための「拠点づくり」に成功し、「自主管理病棟」と銘打った。暴力も占拠手段も肯定できないが、ここまでは少くとも、理念と行動が背反していない。しかし、そこでの医療内容は、理念倒れ、それに批判的だった看護師に対して暴力をふるい結果的に追い出してしまう。同調するわずかな看護師と外からの同調医師だけでは、病棟医療は成り立たなくなっていくのは、当然である。そこで医師連合は、看護師の補充を病院長に求めていく。科予算の分配として、医師定員の補充を求めていった。それは、医師連合のビラによれば、「病院長との熾烈な闘争の勝利」となっているが、客観的に見れば「自主管理」ではなく、病院長の「(黙)認可の許の病棟になったこと」を意味している。その矛盾を糊塗するため、「院長、科長も立ち入らせない」「暴力を以て学生実習を阻む」「同調しない教室・外来派に出前暴力を振るう」など過激な行為を継続する必要があったのであろう。病院長は、教室会議との交渉では、暴力反対、赤煉瓦病棟の解放に努力すると言いながら、それを赤煉瓦病棟側に伝えることさえしていない。困り果てて居るのであるが、放置していたのは、歴代院長同じであるが、それが、文部省・政府筋の「指導」であったかどうかは、定かではない。

大学管理法にみるごとく、政府は「大学の自治・学の独立」の切り崩しを絶えず狙っており、過激派による混乱は国にとって、当事者はその気がなくても、施策を押し通すための願ってもない口実となるもの、実行の「別動隊」であったのであろう。

その指摘・見解は、共産党により、当初から国会の中で、取り上げられている。

かくして赤煉瓦病棟は、歴代精神科教授の意向も追い風となって、次々と常勤医を増やし、講師も獲得していくのであるが、結果的に、ますます自己矛盾に陥っていくのである。自主管理病棟ではなく、院長特別許可の病棟に過ぎないからである。運動のシンボル的意味は薄れ、単に、過激派とその同調者のたまり場、宿舎・出撃拠点という意味しか残らなくなってしまった。粘り強い教室会議や院内労組の解放要求運動の成果でもあるが、病棟占拠・科長以下の締め出しの中で、「自主管理」とうたうこと自体が無理、崩壊への矛盾を内包していたのである。「赤煉瓦病棟」の医療そのものは、開放病棟であり、知っている少数の患者さんと医師が共同生活する「ヴィラ21やキングスレイホール」様であったと漏れ伝わってくるが正式な「赤煉瓦病棟の入院医療の報告」はない。もしやれたとしても経営を度外視しているからこそ、それが可能であったのであり、また占拠医の馴染の患者を入院させていたからこそ、可能であったと考えられる。残念ながら、赤煉瓦病棟の医療実践については、まとまった報告はなされていない。

20年以上続いた自主病棟のもたらした損失・被害は甚大なものである。教育、研究、診療すべてにわたっている。被害をこうむったのは、患者、学生だけでなく、双方の医師集団も同じである。そして、何よりも「東大精神科教室」の威信、特に国内・国際的な評価の低下をもたらした。病棟なしで育った学生はハンデを背負ったし、双方の医師たちは、以前とは別の形で、一層、精神病院に依拠せざるを得なくなっていった。「自主管理」が論理矛盾なら、それを巡って戦った医師たちもまた自己撞着を深めていったのである。東大闘争は、国や各政党のかかわり方、解決への道筋を見ればわかる通り、東大内部の問題ではなかったからである。上（帝国大学）から学制を整えていった明治以来の教育政策の欠点が噴出したしたものであり、同じ欠点は他の大学も共有していたのである。国（文部省）との関係、建前だけの「自治」、講座制、科長会議自治などは、皆、東大を見習ったものであり、同じ欠点と火種を抱えていたのである。

3 ――東大精神科紛争と学会紛争との関係

金沢学会は、東大精神科医師連合が、講師・助手の辞表提出を決議、常勤医一同がそれに同意しなかった直後に開催されている。だから講座制廃止、大学解体を掲げる極左急進派にとっては、願ってもないプロパガンダの機会であった。学会の理事はすべて講座担当者・教授であり、特に、理事長は東大教授・臺弘氏であった。臺執行部は、前年の長崎学会で、提起した「認定医問題」を決定できなかった。反対は極左・急進派だけでなく、幅広く広がっていた。金沢学会で、学会批判の口火を切り、主役を演じたのは、京大精神科医師連合であったが、東大精神科医師連合にとっても絶好な機会であった。東大では、医学部全教授に対して辞表提出を求めており、臺精神科長不信任・退官要求決議も行っていた。東大学内紛争は安田講堂陥落を機に、収束に向かっており、新たなる「拠点づくり」に迫られていた。金沢学会は、講座制打破・大学解体のスローガンを喧伝・実行するまたとない機会であった。東大内の争いではなく、全国学会の名を借りて、講座制批判、臺批判を行えたからである。敵対する臺弘氏を、全国の会員の前で追いつめることが可能であった。この金沢学会の評議員会で、理事不信任が可決され、きわめて杜撰な方法で、限られた権限と任務（評議員会改選と新理事会選出・金沢学会の趣旨を徹底させていくこと）しか与えられない「暫定理事会」が、成立する。

発言から見るに高木隆郎氏（京大）などは、ここまでの進捗は予定外であったらしい…が東大精神科医師連合にとっては、僥倖であった。暫定理事会のヘゲモニーは、急進派が握っており、総会の持ち方（金沢学会の趣旨を徹底させる論議の場とする）も決まっていたからである。東大精神科医師連合は、東大内では、孤立していたが、学会では伸び伸びと、自説を宣伝する機会と場を確保したからである。

その典型が石川清氏による、臺人体実験批判である。石川氏のこの訴えはすぐに学会のメインテーマとなり、社会的関心を呼び、他の人体実験探しを引きだし、ながいこと学会で論じられた。これに反して、自主管理病棟問題は、一時、学会で取り上げられたが、深い討論にはならなかった。自主管理の意義も成果も、暴力をチラつかせた維持方法も、院長との交渉も精神神経学会総会には多くは持ち込まれなかった。精神科病院問題の議論でも、悪徳精神科病院批判には熱心であったが、赤煉瓦病棟には触れなかった。医師・看護師基準からみれば、最劣悪な病院であったはずである。良き医療がなされていたとするならば、その内容を詳しく学会で報告すればもっと賛同者が増えたであろう。

このように、東大精神科医師連合は、東大内の問題、特に個人追求に学会の場を使い、病棟占拠の正当化のために学会を利用した。学会シンポジウムの統一テーマ「戦後わが国の医療・医学の点検…」は、誰にとっても、内心忸怩たる思いがあったので、しばらくは多くの会員が付き合ったが、反省と追及・吊し上げばかりで、改革の論議に至らなかった。相変わらず、非難の対象の精神科病院に身を置き生きて食っていかざるを得ないというわが身の矛盾解決の見通しが立たず、学会の求心力は急速に低下していったのである。

4――東大紛争はいつ終わったのか

東大紛争は、赤煉瓦病棟占拠だけで、20年余続いていた。それがいつはじまったのかは、はっきりしているが、いつ終わったのかは、はっきりしない。松下教授時代に入っても、赤煉瓦病棟占拠は続いており、教室派とは、一触即発の緊張状態は続いており、巨大な立て看板やスローガンが林立していることに変わりはなかった。しかし、精神科以外の日常は、まったく普通であり、東大病院構内を歩いても、どこに紛争があるのか？といった状態でであった。精神科外来やデイホスピタルも訪ねてみると、ゆったりしたものだった（赤煉瓦病棟は入れなかった）。病棟側、

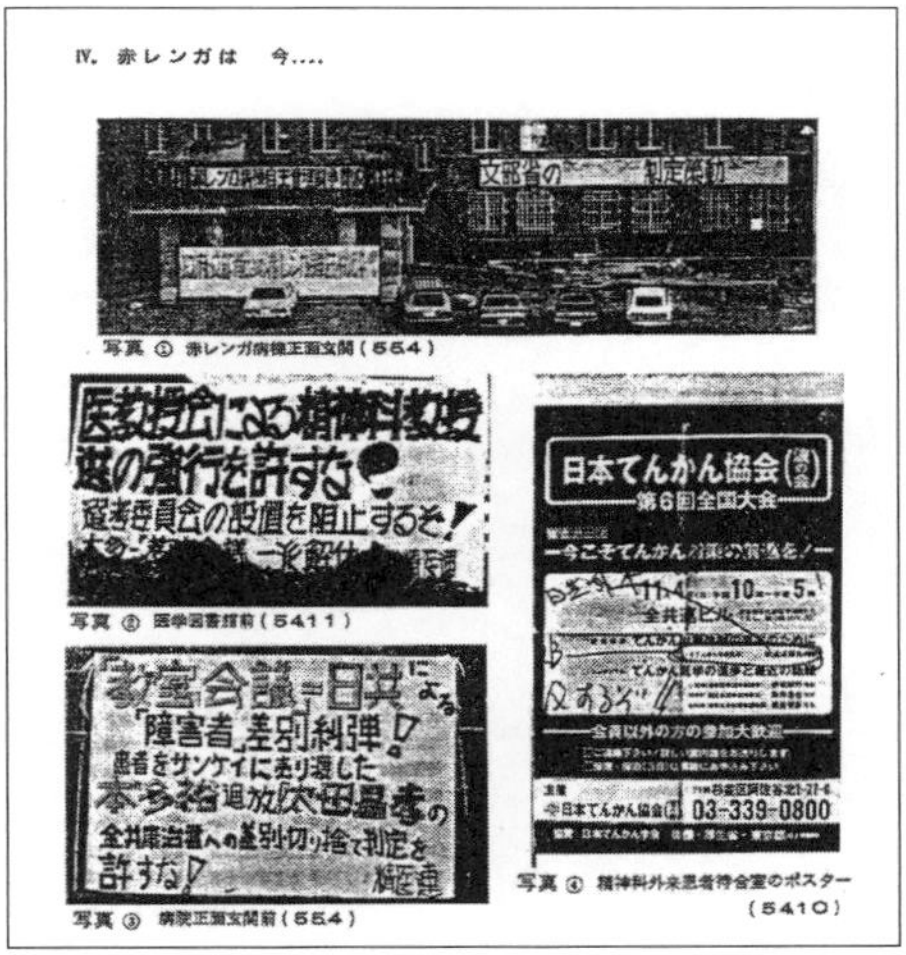

赤煉瓦病棟前の立て看板（「教室ニュース」36号・1980年4月17日より）

外来側の中心人物も次々と去って行き（病院長や他大学の教員―教授・助教授として）人が入れ替わり患者も入れ替わっていった。だれに聞いても、東大紛争は実質的に、いつ終わったのかははっきりしない（公的宣言ははるか後であった）。当時、双方とも、終焉宣言をしていないし、避けているように見える。それが、双方傷つかぬ融和への道と暗黙の了解なのであろうか

　岡田靖雄氏は、著書「吹き来る風に」の巻末年表に、東京大学精神科病棟・外来診療体制統合（1994・1）、東大精神医学教室の組織統合（1996・6）と記している。はじまりが1969年であるかから、四半世紀も続いたことになる。

　形の上で紛争が終了したのは、松下教授時代であることは、間違いないであろう。しかし、「自主」管理病棟は、物理的にはともかく、理念的にはかなり早く終了していたことは、前述したとおりである。そもそもの発端であった「講座制」は揺るぎもしなかったし、「大学解体」も

同様である。それらの持つ「前近代性・非民主性」（これに共鳴したがゆえに、一時的にせよ、医師連合は、主流になりえた）の克服はできたのだろうか。

教授の公選制、教授権限の制限、医局運営の民主化などはどこまで達成できたのであろうか。大学の自治、産学共同研究のルールは確立したか？　製薬会社との関係は払拭できたのか？少なくとも東大紛争終焉？と目される時点で、それらが達成されたとは思えない。いろいろな問題は先送りしたままで、元の形に戻ったというのが正しいであろう。いろいろ提起された問題は、次の時代に任せたまま残されたのである。そういう意味で東大紛争は今も終わっていないとも言える。そして、これは東大精神科だけに求められる問題ではない。正しい大学の在り方と発展について、いつの時代でも真摯な学内討議が必要なことは歴史が示すとおりである。その点でも東大の責任は大きい。精神科紛争の源流は東大であり、自主管理病棟はその象徴であり続けたからである。

立花隆氏によれば、わが国の教育行政ははじめから歪んでいたという。初等教育、中等教育を充実させた上に大学をつくったのではなく、効率的に有為の人材を作り出すという国策から、まず帝国大学をつくり、次にそこへ入学できる地方の人材を育てるため高等学校をつくったのであり、初等教育の充実は最後であった。東大は、30年間唯一の帝国大学として君臨し博士号の授与権を握っていた。かくして帝国大学卒業者は、初めからエリートとして、誇りと驕りを以て各界へ迎えられ活躍した。医学教育でいえば、その後増えた医学部の教授の供給源であった。新しい大学に赴任した教授たちが、母校を見習って教室づくりするのは当然である。それは、教育体系から、医局運営、建物づくり、関連病院との関係にまで及ぶ。東大や京大の持っている体質・慣習・欠点・民主性？は他の医学部にほぼ同じ力価で存在しているということである。だから、東大の紛争は、東大だけの問題ではないのである。どこでも同じ火種がある。この20年以上に渉る紛争は、今は負の評価しかされていないが、各地に赴任した東大出身者が、この紛争という、異常な経験から何を学び、実践したか、旧来の慣習や伝統から脱却し、新しい種まき人となりえた時、本当に東大紛争は終わったと言えるであろう。形の上で「旧に戻ったこと」を以て終焉としない理由である。

5――国会での論議・特に共産党からの厳しい批判について

病棟占拠を中心とする東大医学部紛争の異常さは、72年7月、松本善明議員（共産党）、次いで山原健次郎議員（共産党）によって国会で取り上げられ、98年1月サンケイ新聞連載開始（後、出版）により、自民党や民社党（春日一幸議員）も取り上げられるようになって、向坊学長の「国会参考人聴取」が行われ、「会計検査院」の検査が実施されて行くのである。文部省の答弁は、たえずのらりくらり、その場的であった。共産党の見解は、この事態は「政府・自民党」が極左急進派を長期にわたって〝泳がせ〟利用してきた結果に他ならない（1969・1・19付け「赤旗」）としている。

極左急進派「トロツキスト」と呼ばれ、左翼は民主勢力と呼ばれた。事実、極左が最も敵視するのは左翼・共産党であり、自民党や右翼以上に敵対していた。「ブンド」（共産主義者同盟）が結成されたのは、60年安保闘争以前の、砂川基地闘争の時であり、中心人物は共産党を脱党した島成郎氏である。60年安保闘争の中では全学連主流派を傘下に収め、激しい闘争をくり返した。これに対して社会党と共産党を中心に「安保改定阻止国民会議」が結成され、空前の盛り上がりをつくっていった。「ブンド」はその戦い方を、お焼香デモと揶揄し、ジグザクデモや国会突入などの過激戦術をとった。

60年安保自然成立後、ブンドへ資金提供していたのが右翼の田中清玄氏であることが発覚し報道された。また、逮捕されたセクトメンバーが、すぐに釈放されるのも多くの人たちが目撃している。島成郎氏の回顧談に依れば、田中清玄氏だけでなく、山口組からも資金の持ちかけがあったという。一見、一番強烈に戦っている反政権セクトが、実は過激すぎる動きをすることにより、社共と国民が組み政府を追い詰めてゆく幅広い統一戦線を打ち壊す役…「安保を改訂しようとする政府の別動隊」であり、そのため、いくら過激に動いても大丈夫…「泳がされ政策」…という見解が定着していった歴史がある。各新左翼セクトに与し、激しく情熱をぶっつけた多くの若者の意図とは別な次元で取引があったのは事実であり、赤煉瓦病棟（自主管理病棟）温存も、同じく文部省による「大学管理強化」を進めるための道具として使われているという主張である。「新左翼・急進派」が「共産党系」と目された理事や会員や教室員をことさら個人攻撃するには背景があるのである。その後、ブンドはいくつもの、更に過激なセクトに分裂し統廃合し、日航機ハイジャック事件、連合赤軍結成、ダッカ空港事件、あさま山荘事件へと繋がってゆく。それにより、各「セクト」の求心力は低下してゆくのである。どの勢力にとっても東大はいつも天王山だったのである。

これらの歴史や事情や背景を踏まえた、当時の「赤煉瓦占拠派」への共産党の批判は数多いが、ここでは榊利夫（当時、共産党中央委員会幹部会員）論文をあげておく。（榊利夫、「最近のトロツキストの策動と特徴」「理論政策」77、119―。「赤旗」1974・5・19掲載）。大学の管理・統制の延長・改悪を押し通そうとする自民党政府の「別動隊」としてのトロツキスト・左翼暴力集団の果たしている役割が歴史的に書かれている。赤煉瓦病棟の急激な解消のくだりと新左翼の引き際をみると、榊論文の指摘に頷かざるを得ない。

6 ――いまも残る違和感

東大精神科紛争の項をまとめながら、しっくりしない感情にしばしば襲われた。東大紛争を見てゆくと普通の大学や社会では全く通用しない、呆気にとられるようなエピソード・出来事がたくさん出てくる。赤煉瓦病棟の自主管理と突っ張りながらひそかに病院長と交渉する…などその最たるものである。東大でなければこんな闘争は続くはずはない。会計監査院の立ち入りで、即、予算凍結か、学部閉鎖になるはずである。

その「自主管理病棟」を一番激しく告発し続けたのは前東大教授の秋元波留夫氏であった。その自主管理病棟に限らず、医師連合の諸活動の指導者である島成郎氏は「共産主義者同盟」、いわゆる「ブンド」の中心人物として知れ渡っていた。その島氏を教室員として精神科に迎え入れたのは、当の秋元教授であり、子供の名付け親まで引き受けている。秋元氏は、在職中は、各地の大学の教授選考に多大な影響力を発揮した人である。

臺教授もその回顧録の中で島氏にふれ、「特異な才能を持っていて、演説すると皆引き込まれてしまう、私も学会で何度もひどい目にあった。精神科医にしておくのは惜しい男だ」（「誰が風を見たか」193頁、星和書店、1993年）とのべている。臺氏はまた、同書の中で、赤煉瓦病棟の初期の活動家、宇都宮泰英氏についても「気のいい若者で…（春見事件で）暴行を振るった様子を面白おかしく演じて見せた」と書いている。その後、医師連合を抜けた宇都宮氏は、自分を処罰し追放した当の臺教授を訪ねている。自分を解雇処分にした臺教授を訪ねたこともびっくりであるが、臺教授が、彼に就職先を斡旋している方がなおびっくりである。こういった両教授は「大人・器が大きい」とも言えるが、自主管理と言って暴力を振るう方も、それを激しく抗議・非難する教授たちも、一種の特権意識という「甘え意識」を共有しているとしか思えない。『甘えの構造』の著者、土居健郎先生は自分も難局に当たられたのだが、早くから紛争を「甘え」の構造視していたようである。少なくとも普通の世間ではこの「感覚・行動」は通用しないし共有されないであろう。また、宇都宮事件で悪名をとった、宇都宮病院の院長は「東大教室員」であり、しばしば供覧用の患者を提供し、集談会や研究会に参加していた。宇都宮病院は、また教室員のパート先の一つでもあったこともよく知られている。医局の民主性（?）という観点からすると通称「雲上会議」というものがあったと漏れ伝わる、秋元教授時代が一番弱い?、その秋元先生が、「自主管理病棟」批判の急先鋒の民主主義者という、チグハグさである、

何よりももどかしいのは、本書のような「まとめの試み」をする東大精神科関係者が未だに出てこないということである。この章は、「教室ニュース」（合本）や、学会誌、筆者の体験を主にして書いているが、東大闘争関係者を措いて、正確に「書く＝分析する」ことは、きわめて困難なのである。和解に当たって、以後双方とも攻撃・暴露合戦はしないと約束ができていると勘繰

りたくなる。結論的に言えば、呉秀三以後、呉秀三を超える教授は出現しなかった、ということであろうか。しかし、この時期、多くの現役教授が沈黙する中で「赤煉瓦病棟占拠」批判、それを黙認する東大医学部当局に対して、終始一貫、毅然として批判を続けた秋元先生は筆者にとって輝ける導きの星であったことも事実である。

7——もっと残念なこと

東大での和解というか、手打ちがなされた以後、それまで論じられてきたわが国の精神医療医学の欠点、改革の論議が止まってしまったことである。議論は個人攻撃や誹謗・中傷に終始したが、論じられたテーマは大事なものであった。「悲惨な精神科病院での処遇」、進まぬ「地域精神医療問題」「院内生活療法問題」「長期在院者と脱施設化問題」「医療法特例問題と低医療費問題」など、これからのわが国にとって大切なテーマに対する取り組みや議論が東大紛争終焉後消えてしまったのである。疲れ果ててしまったといえば、それまでだが、これらの問題で、いがみ合っていたこと以上に、紛争終了後の沈黙、停滞の長さの方が罪深い。これをあえて、東大紛争の後遺症とは言いたくないが、秋元波留夫氏の提唱で創られた「精神保健・福祉・医療政策学会」へ関心の薄さと参加者の少なさは何を語っているのだろう。勿論、障害論の確立や、

ＩＣＦへの移行、画像診断の発展など医学・医療は日進月歩しているのであるが、わが国の精神医療の基本的な枠組みとそれが抱える欠点、への改善の努力と運動体形成は停滞したままである。この項を書くにあたって、参考にした「教室ニュース」（合本）や「精神医療」誌は、双方の「和解」？の詳しい経緯や、その時の条件や経過を公表していない。双方〝治まったからよし〟で済まない学会混乱の震源地であったので、だれでも「秘めたる合意」の存在を考えてしまうはずである。

資料で、述べているごとく「金沢学会」の混乱が治まったのち、国の精神医療や医療費の問題での諮問・相談窓口は、精神病科院協会・ほかへと移っており、これら大切な議論や取り組みを学会として展開継続しようにもできなかったのが現実であったと考えられる。

東大医学部精神神経教室をめぐる歴史的に重要な出来事（1968 年〜 2000 年）

年		月	日	事　項
1968	43	1	29	医学部無期限ストライキ突入（登録医制反対・研修協約締結を要求）。
		2	19	上田内科事件（春見事件）。
1969	44	1	10	7学部代表団と大学当局、「確認書」交換。
		2	3	医学科学生大会にて十項目確認書、医学部合意書を批准。無期限スト解除決議。
		9	8	「精医連」による精神科病棟の暴力的占拠開始（病棟実習を暴力的に阻止）。
1971	46	7	1	加藤総長告示（農学部、応微研、地震研の「異常事態」に「これ以上黙過」できない。「占拠、妨害」を解くよう「警告」。精神科は「医師間の意見の対立」と評価。
		7	5	吉川病院長談話、「建設的な話合いにより問題の解決に努力するつもりである」
1972	47	1	20	病棟占拠医、宇都宮ら共闘系学生が病棟勤務看護婦を暴力行為をもって病棟から追い出す。
		1	24	東大病院長（吉川病院長）、赤レンガ病棟を東大病院の一病棟と正式に認める。
1974	49	4	1	臺教授定年退官（次期教授未定）
1978	53	1	26	サンケイ新聞東大問題取材班「精神科病棟　これでいいのか」キャンペーン開始。
		2	1	衆院予算委員会で砂田文相、「暴徒のような者が占拠を不法に…」と答弁（足立委員への答弁）。
		3	20	医学部・病院当局と赤レンガ病棟占拠派と「確認書」を交わす。両者が「信認」しあい、人事についても「充足」を約束。22 日付で医学部長確認。
		9	29	会計検査院、東大学長に「是正改善処置」を要求（53 検第 389 号東京大学長あて「医学部附属病院精神神経科の管理運営について処置を要求したもの」を発する）。
1984	59	3	14	同日付朝日新聞朝刊にて「宇都宮病院事件」を報道。
		4	1	原田憲一氏、精神医学講座教授に就任。
1985	60	1	31	富田三樹生ら赤レンガ助手らと他科医師が精神科北病棟 1 階を襲撃・暴行事件発生。同年 5 月 30 日、「東大病院から暴力をなくす会」、被害者の告訴状を警察に提出。1988（昭和 63）年 3 月 2 日、暴力事件加害者 2 名（富田三樹生、菱小児科助手）書類送検。同年 4 月 30 日、東京地検、富田三樹生助手を起訴猶予。
1989	元	2		宮本病院長、科長会で「今後病院内での暴力には科長会として対処する」と発言。
1990	2	2	8	次期教授に松下正明氏が選出。
1992	4	2	12	病院長・精神神経科科長の共同声明が科長会で承認（「自主管理は認められず、暴力・1意見の強要も認められない」「精医連は科の運営に関係ない」）。

第3章◉地域精神医学会での破壊活動について

1——生活臨床と地域精神保健活動——群馬の取り組み

精神神経学会混乱の中で、激しい批判を浴び続けたのは「生活臨床」とその延長上にあった「地域ケア」であった。現在の世界の趨勢を先取りしていた、これらの活動が真っ先に批判されたのである。批判理由は、保健婦や保健所と組んで在宅患者を訪問・援助するのは、「地域保安処分」に他ならない…という理不尽なものであった。「生活臨床」への批判は、二つに分けられる。一つは個人生活「規制」であり、もう一つは「適応論である」との決めつけであった。これは、当時西欧でもてはやされていた「反精神医学」に由来している。極左急進派は、精神障害を疾患とは捉えず、「現社会の理不尽さに抵抗し、挫折した状態」であると主張していた。従って回復像とは、再び戦いの「バリケード」の中に、もどってゆくことである…と主張（「国家」と「狂気」精神医全国共闘会議編、田畑書房）していた。疾患否定であるから、現社会へうまく「適応させる」技法は、まやかしであるという批判である。従って、第3章をはじめるにあたって、群馬で当時取り組まれていた「生活臨床」とその総合戦略の地域実践の様子をはじめに紹介する。

初代教授急逝により、昭和32年夏、二代目教授として、松沢病院から赴任したのが、臺弘氏であった。臺氏は、赴任するや、後に「予後改善計画」と呼ばれる、「再発防止五ケ年計画」を教室員や看護師に諮った。これは、松沢病院時代に培った「働きかけ」（作業療法、患者自治会、レク、開放病棟化など、トータルな病棟生活改善を意味する言葉、吉岡真二らの造語）と、発展してきている薬物療法を新鮮例に行ったら、どれくらい「再発が防げるか」をみようとする教室挙げてのプロスペクティブな集団研究であった。初代教授時代、多くの医師たちは病棟に寝泊まりし（経済的理由で）、入院患者と一緒に入浴までしていたので、生活者としての患者さんをよく知っていたらしく、全面賛成となり、まず、閉鎖病棟の閉鎖から、はじめた。退院してからも遊びに来たくなるような病院づくりが、スローガンであった。保護室を無くし、出入り口の鍵を外し、窓の鉄格子を外し、看護室への出入りの鍵をやめ、出入りを自由にし、患者自治会を組織した。どこまで外出してよいかを患者と医師が決める「自由度」制を取り入れた。この計画全体を進めるために、佐久総合病院で先駆的な開放病棟化実験をしていた、江熊要一氏が助教授として呼び戻された。

この試みは、教室全体で行ったので「生化学」「脳波」「組織」「行動科学」などの研究室は患者離院ごとに、実験中断であった。予後は改善するけど、再発防止は、うまくいかないという結論が出たところで、「予後改善計画」と名称をかえ、この計画を長期に続けてゆく専従班ができた。それが「生活臨床研究班」である。まず「再発防止5年計画」の対象となった、患者さんの生活変化を克明に調べ、再発のトリガーとなったと考えられる、生活変化を集積し検討していく作業を行った。そこから帰納された再発防止戦略「分裂病の生活臨床Ⅰ・２報」が発表され、それに、学会賞が与えられた。その技術はすぐに臨床に使われ、検証と変更、更なる改善が加えられていった。原著は、日々、改訂の憂き目に遭っていった。臺教授は、はじめ「行動臨床」という命名を主張したが、生活（命・くらし・生涯）の持つ（包括的すぎるが）重要性を認めて同意した。

「生活臨床」は本来、外来での患者治療技術である。ところが再発・悪化のトリガーとなる、社会での出来事は、入院生活と比べてはるかに多く多様であり、タイムリーな対処を要するものばかりである。だから、外来で待ち受けていただけでは、再発を防ぐことはできないとすぐにわかった。家庭訪問も盛んにおこなわれたが、時々訪問くらいでは、後手を踏むばかりであった。先手にまわるには、いつも患者の近くにいる人に、生活臨床の技法を教え、使ってもらわなければならない。

昭和38年の実態調査では、全国で保健師と精神科医の協働行動がみられた。群馬でもその報告会は各地で開かれ、保健婦会の研修によばれた江熊は、大学病院の医者が、家庭訪問をしているのに、「住民の生活と健康を守る」保健師は、これまで、精神病患者に何をしてくれたのか！と訴えた。だから、昭和40年の精神衛生法改正を待たず、各地で保健師とのケース検討会や読書会（「精神病は治せる」岡田靖雄編）がもたれていた。

それは、かつて、結核撲滅政策の中で、ストマイやパスなどの特効薬出現前から、村の中で患者会を組織し、栄養や生活改善、早期発見につとめ住民ぐるみで結核と闘って勝利した良質な公衆衛生従事者との共闘の申し入れでもあった。昭和40年の精神衛生法改訂により、保健所は「精神衛生の第一線機関」と認定された。国は、任に当たる、精神相談員の設置を決めたが、保健所や市町村で何をやってよいか、掴めなかった。その為、三か所ほどの保健所に「国の特定事業」が課せられた。その一つが、当時すでに保健師の訪問や学習が進んでいた伊勢崎保健所であった。事業名は「大学の技術支援による精神衛生活動」である。生活臨床研究班では、すぐに一市2町2村、人口10万人を管轄する伊勢崎保健所の各自治体に責任医師一名を担当配置した。この事業受け入れを一番渋ったのは東村（人口1万）であり、そこでは、急遽、家族会が結成され、家族会が事業を受け入れた。そのため、まず、東村の全患者訪問と実情調査からはじまった。この事業の柱となった活動は三つである。①保健師の病院実習（大学病院…県下全体の保健師の3分の2が終了：県保健師会と共催、3／w、3ヶ月間）②境町での出張診療と終了後のCC（教育と研究の場であった）③徹底した家庭訪問、家族会づくり、国保10割給付闘争と獲得、精神科診療所の誘致、など「入院させないで治す」ネットワークづくり。

このころまでに、初代教授の門下生から、精神科で開業したものが6名おり、その後も続いた。昨今のメンタルクリニックブームのはるか以前のことである。

法改正はしてみたものの何から手を付けてよいかわからなかった各県の関係部局をはじめ、全国の保健師たちの群馬見学・研修は引きも切らなかった。「群馬詣で」と言われた。このような背景をうけて、「地域精神医学会」発足の呼びかけも群馬からなされたのである。この「群馬詣で」も「地域精神医学会」も金沢学会以降も続いていたのである。その成果は、論文や著書として発表している（「精神衛生と保健活動」宇津野ユキ・中澤正夫編、医学書院、1985年）。既に述べたとおり、東村では精神衛生法3条で述べる精神障害の治療費（外来・入院とも）の国保10割給付を、家族会総力を挙げた1年の闘いで勝ち取っている（昭和43年—）。それは翌年には境町でも実現し、数年後には北毛の地、長尾村へも波及した。それは、平成の大合併後も続いている。東村家族会はその後、村内に精神科医を招き開業させた。ここに、キャッチメントエリアを持った精神科診療所、

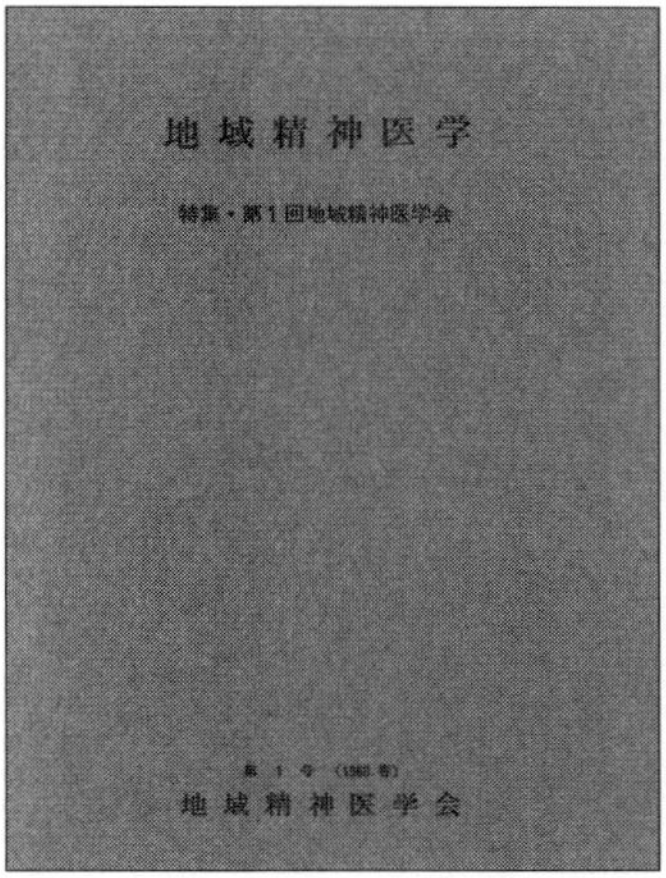

「地域精神医学」第1号（1968年春、地域精神医学会）

日常的な保健師の訪問指導、家族会＋患者会の自主的活動、行政の支援、大学精神科の支援という、地域精神医療の基本的ネットワークができ上がったのである（欠点は大学からの支援には対価なし、であった）。このネットワークの威力は素晴らしく、どの町村でも退院者が増え、入院者が減っていった。境町では1973年当時入院病床万対26床（群馬県）を万対14床で抑えており、東村では統合失調症入院は減少しつづけ、万対12床になった。入院者を詳しく、検討してみると、超長期入院（受け入れ先のない）万対3床は不変で、これを除けば、いまのネットワークが機能している限り、必要入院ベッドは人口万対5床ですむ、と推定している。これは奇しくも現在の世界の精神医療の目標と同じであった。

これらの活動が展開されていた時、D・クラークがWHOから派遣されてきたが、群馬へ足を運ぶことはなかった。後にクラーク氏に直接聞いたところ、日本へ招聘し、受け入れ役をした精神科医から「群馬の活動はコミュニストたちがやっているコトだから…」と止められたという。

2――地域精神医学会を攪乱したもの

金沢学会の混乱はその後、多くの精神科関連学会に波及した。「精神病理・精神療法学会」「児童精神医学会」、「病院精神医学会」などへも、すぐに波及した。金沢学会の年の10月開催の児童精神医学会では、研究発表が中止され、討論に切り替えられ、ここでも医局講座制批判が行われた。また、厚生省の審議会メンバーである、学会委員が、臨床や教育現場を知らないまま政策決定をして来たことへの追及がなされた。現場で起こっている問題を学会が何も取り組んでこなかったことが糾弾された。「日本臨床心理学会」では、2年間にわたる理事追求ののち、1971年11月、学会シンポジウムを取りやめて臨時総会を開催、理事会を不信任し、新たに学会改革委員会を発足させている。

ここでは「地域精神医学会」を例に、混乱と崩壊の様子を詳しく追ってみよう。介入・解体への手口、論理は金沢学会とほぼ同一なのをよみとることができる。

設立から解体までの概略は地域精神医学会事務局を担当していた筆者（中澤正夫、群馬大）によってまとめられている（「社会精神医学と地域精神医学―地域精神医学会の反省より」「社会精神医学」2巻1号、259―266頁）。設立は昭和42年、第3回大会は金沢学会のあった秋ひらかれ、第6回は、臺人体実験で揺れた年の秋、箱根で開かれ、押しかけた三つの極左・急進派グループにより、総会が混乱、機能マヒに陥ってそのまま解体という短命な学会であった。

地域精神医学会創立の経緯とその背景

昭和40年の精神衛生法改正は、前年のライシャワー事件を受けて急遽行われたものであるが、

第24―28条強化など保安的要請と「保健所を精神衛生の第一線機関とする」「外来公費負担制度」「精神衛生センター設置義務」など医療充実を抱き合わせのものとなった。保安強化を押しとどめ、医療充実で戦ったのは主に「精神病院懇話会」に集っていた医師たちと組織されだした家族会であった。これ以後、国は、「地域医療の幕開け」と言い出したが、何をしていいのかわからない状態であった。この時点ですでに地域医療（訪問、保健師教育とネットワーキング、地域家族会結成など）に手を付けていたのは、群馬大学（出張診療、保健師実習・家族会結成）、都センター（訪問）、京大（京都府乙訓地方の地域家族会づくり）などに過ぎなかったが、コミュニテイ・ケアに対する期待が強まっていった。学会設立の具体的な提案は、当時の若い医師たちの自覚的集いであった「スッポン会」で行われた。赤城山で開かれた昭和41年度の夏の例会で、江熊要一、山越剛、中澤正夫ら群大グループから、地域精神医療活動という新しい分野を切り開く学会の設立が提案され、岡田靖雄、小坂英世、佐藤壱三、鈴木直哉、高木隆郎、桑原治雄、小池清廉、水島節雄、平岡栄三氏ら多くの賛同をうけ、準備が進められた。第一回設立総会は、群馬県の「猿ヶ京温泉」で開かれた。その日までに入会数は５４４名、うち半数は医師（２０６人は病院勤務）、３割が保健師であった。設立総会参加者は予想をはるかに上回って３００名を超え、狭い旅館での夜遅くまでの熱気ある討論が続いた。発起人を代表した江熊要一の挨拶はこの会に賭ける参加者の想いをよく代表していた。その要旨は「大学や病院で組み立てられた精神医学は病院外に出ると戸惑ってしまう。地域住民と直結した活動の中から新しい精神医学を創造しよう。そのためにはこの領域で働くものが職種を超えて集い交流し必要な行動をとらなければならない。そのためには普段着で語り合える場をつくろう」であった。しかし、参加した多くの精神科医からの反応はさんざんなものであった。「精神保健活動の基礎はなんといっても病院精神医学である、まず地域で患者を意欲的に執念深く追いかけることだ」「意図的に地域に出撃する医師と市町村保健師による訪問が強調され過ぎている、９割近いベッドをもつ私的精神病院をどう位置付けるのか？」「高邁な理想を掲げてパルチザンになるよりも息長く戦っていく方が重要である」「切って捨てるような論調はヴ・ナロード的なヒューマニズムであり、問答無用と相手を捻じ伏せるもの」「これでは、地域家族会学会だ、コミュニテイ精神医学ではなく、コミュニスト精神医学会、いやコンラン精神医学会である」「保健婦をおだてすぎている、医者を馬鹿にしている」（以上、学会誌「地域精神医学」創刊号より…学会誌は10号まで発行された）

一方、医師たちと初めて同等な討論をできる学会を持った保健師・CWたちの意気込みは高くはつらつとしていた。何ら武器（技術）を持たず精神保健の第一線にたたされてしまった保健婦は、地域に患者をとどめ置く、再発防止技術の習得に熱心であり、いきおい「生活臨床理論」「小坂理論」の習得へと傾いて行った。

第二回は京都で開かれた。テーマは「病院医療と地域精神衛生活動」であり、病院から地域生活を眺めたものであったが、相変わらず「病院」と「地域」という二分思考から抜け出なかった。一般演題が29集まって、学会としては落ち着いたものとなっていった。第3回は、東京。「金沢学会」後の秋である。この学会を発足させた江熊、岡田、高木氏は精神神経学会理事となり、この東京大会の会長（竹村堅次氏）も理事となり、きわめて凝集力を欠いた総会になった。事務局体制の弱さもあって、出入りが激しく、参加人数も掴みきれなかったが、保健師の参加がめきめき増えてきた。第4回は仙台でひらかれ、５００名を超える参加があった（会員数５９０）。保健師の技術習得ニーズに応えるべく「生活臨床」「院内生活指導」「訪問看護」「ケースワーク」が予め発表されていたフルペーパーをもとにシンポジウムが組まれた。一般演題は11あり、小池清廉氏の「地域精神医学における基本問題」名の発表は、①この学会は反保安・反輸入型コミュニテイに立っていたのに、病院医療の延長・保健所行政の枠の中にしか「地域」を捉えていない。②地域とはその政治的、社会的構造抜きには考えられない。技術の錬磨だけでどうにもならない③住民の置かれた権利状態によって、地域が治療的か否か、が決まる、今のところ保健所は敵である、と結論付けた。

この小池氏の発表は、金沢学会、徳島学会の、京大グループの主張をうけたもので、この学会の創立に関与した京大グループの離反、敵対宣言であったが、多くの会員は気が付かなかった。

急速な会員増と地域保安処分論の台頭

第5回は、長野。初心に戻って温泉での泊まり込み方式であった。精神神経学会での、相次ぐ「生活療法」批判をうけて、事前に①生活療法の功罪②地域精神保健活動の功罪について、全会員にアンケートとり、規則によって新運営委員を選出していた。しかし、開催地元が用意したプログラムは三度、「在宅生活療法」であった。予め誌上発表されたケースレポートを、3人のシンポジストが「私ならこうする…」と語る趣向であった。現地実行委員会の意図は「生活療法技術」理念と「技術」の違いをはっきりさせたい！であったのだが参加者の期待は圧倒的に「技術習得」であった。参加者は1000名になり、会員数を上回っていた。1000名の参加者は皆同じところに宿泊であったので、恒例のナイターが七つのテーマにわかれて行われた。午後10時からの延長ナイター（保安処分の学習会：岡田靖雄）に500人が詰めかけたのである。総会では、刑法改正反対の決議がなされ、運営委員会から、会員の学会総括運動への参加が呼びかけられた。その手はじめに運営委員の一人桑原治雄氏が「桑原私案」を発表した、それは昨年の小池清廉氏の発表を強化したものであった。①実践からスタートするのは正しい。しかし実践の質が問題、我が内なる精神障害者に対する偏見を自己変革する実践が優先する②精神障害者の治療とは復権であり、必ず差別一般との批判を伴う。差別と闘っているか否かが治療実践の質をきめる。③地域社会が閉鎖的監禁的病棟を必要としている。打倒すべきは、社会である。④技術を深めるだけで偏見と闘わなければ、患者を二流市民として適応させるに過ぎなくなる…である。

これは、精神神経学会の中で極左・急進派が繰り返していた論理である。明快だが思弁的、理念的、観念的に過ぎ、「二流市民であろうが、適応論であろうが仲間や村人を閉鎖病棟から社会に連れ戻し人並みの生活を営む援助をしたい」という保健師らの想いと相いれないものであった。これは京大精神科医連合の最後の忠告？というべきものであり、その後は、この学会の主導権を強引に握り、解体する方針へと傾いていていった。それが次に述べる第六回箱根大会である。

3――崩壊のプロセスと再建委員会の行方

箱根大会の様子は当時地域学会事務局にいた角田牛夫氏の記録が残っている。それを紹介しよう。角田牛夫とは、筆者のペンネームである。筆者は、学会運営委員であり、事務局を担当、学会誌発行も担っていた。この文は、翌48年2月まとめたものであるが、これまで未発表だったものである。

＊＊＊

「地域精神医学会を攪乱したもの」（未発表）

角田牛夫

昭和47年9月、箱根で開かれた第6回、地域精神医学会（会長・石原幸夫、神奈川精神衛生センター所長）は、関西精医研連合及び全国精神科医共闘会議（プシ共闘）、保安処分体制作りと闘う実行委員会（神奈川）による学会介入闘争により、大混乱をきたし、分科会は取りやめとなり、総会議事はヤジ・怒号・暴力によって支配され、予算・決算も通らず事実上、機能麻痺に陥ってしまった。

しかも、総会議事の混乱の為、いったん流会を宣言した石原会長が精神研、プシ共闘に突き上げられて、再開を宣言し（その時までに1000名余の参加者はほとんど退席し、70余名がのこっていた）、賛成45反対27で、「臨時運営委員」を決めてしまったため事態は一層紛糾してしまった。なせなら、臨時運営委員を認めるという会長と、認めないとする運営委員会との対立がある一方、翌48年3月を以て運営委員の任期が終了、また、会長（石原氏）は、大会期間（47年9月の2日間）だけの会長であるとして事態収拾の責任なしと主張。ついにどこからも収拾する糸口を失い学会は、暗礁に乗り上げてしまったのである。

昭和42年、創会以来、幾多の矛盾をはらみつつも、コ・メデカルの大量参加により新しい精神医療の息吹を全国に組織し、参加者1000名を超えるまでに成長した地域精神医学会がなぜもろくも、座り込んでしまったかについては、多くの意見があろう。ここでは混乱の事実経過の報告を主とし、精医研・プシ共闘らの主張とその誤りについて若干触れてみたい。

(1) いわゆる「4点問題」の強要と、座長組み換え要求

混乱は前夜開かれた運営委員会からはじまった。関西精医研連合（野田正彰、渡辺哲雄、森口秀雄、安富洋太郎氏ら10数名）川崎福祉労働者有志、福井東一氏ら約30名が会場に押し掛け取り囲む中で運営委員会は、開かれた。報告事項終了後、会長（石原幸夫氏）より、緊急の提案がなされた。「会長提案 1」：以下の4点を本学会の基調とするよう全国精神科医共闘会議及び全関西精医研より文章申し入れがあったので討議してほしい。

①保健所の活動は歴史的に見て国家の施策の片棒を担ぐことにしか生きる道はなかった。したがって、よく言う地域のニードとは国家のニードでしかない。精神衛生おいても国の収容所政策を補完するものとしてしか存在しえない

②生活臨床は、人間管理の技術である。精神医療とは「…はじき出された患者に出会い、同時代に生きるものとしての接触の中に社会の矛盾を確かめ合う…」反技術である。

③神奈川で行われているアルコール調査は地域保安処分の先取りである

④保健婦はまず「病院闘争（あやめ病院、富士山麓病院などの…）とかかわることを以て活動の

一歩とせよ

「会長提案　2」：以上四つの点を学会で深めるため、シンポジウム、各分科会、総括討論の各座長の組み換え、追加を要請する。またシンポは持ち時間10分としたい。

この二つはこの大会に責任を持つ会長としての要請であり、これを聞いてもらえないと大会に責任がもてない、という。

この会長提案を巡って討論の結果、座長組み換えはできないという意見が大勢を占めた。傍聴していたシンポ座長予定者の岡上和雄氏から、組み換え賛成の発言があった。それを皮切りに、それまで沈黙していた関西精医研のメンバーが会長（石原議長）の許可なく勝手に発言し、威喝し、運営委員会は「内容はともかく四つの点は今大会で討論が集中する点であるからルールを守った討論は歓迎する」と譲歩をした。敗北のはじまりである。精医研は、嵩にかかって攻めシンポ、分科会の座長を要求、そのことが4点問題討議を確認した具体的保障であるという強盗居直りの論理を展開、「この大会がどうなってもいいのか」と恫喝、福井東一氏は「これだけ意見の違う人が集まるのだから裁き役を与えなさい」と懐柔、運営委員会内にも動揺がはしり、妥協に傾いて行った。投票の結果、8対5で、関西精医研の要求が全面的に受け入れられた。

＊注　箱根学会は荒れる、という風評は岡上氏周辺から流されていた。押し掛けてきたグループは前もって石原会長に会い、意向を飲ませていたと考えられる。石原氏が飲まざるを得なかったのは4点問題の③アル中調査の責任者の一人が石原氏であったからであろう。学会中、神奈川のアル中調査問題はほぼノータッチであった。石原氏は取引をしたと考えられる。4点問題は、実は3点問題だったのである。さらに、運営委員会対策を考え、岡上氏にも手を打っていたと考えられる。それを裏付ける事実は以下の通りである。

8／17　野田正彰、入会。規約を送ってくれと言ってくる。

8／27　精神医療市民講座（小坂英世ＶＳ小澤勲）。小坂氏が批判されたが、この時岡上氏は終始野田氏らと行動をともにしていた。

9／12　地域精神医学会に向けて、自治体労働者・病院労働者・学生を結集して「保安処分体制作りと闘う実行委員会」結成…中心は福井東一氏。その直後、石原氏は、菊池潤運営委員長を名取病院（宮城）に訪ねている

9／23　石原氏、周囲の反対を押し切って野田氏と接触。同じ23日、「学会前日（運営委員会当日）、午後1時より、石原・菊池・中澤現地で落ち合う」約束を交わす

9／25　「神奈川精神医療を考える会」（増野肇、滝沢、岡上和雄）が学会混乱の予測を話し合って、学会が混乱しないため、関西精医研の要求を受け入れるよう石原会長に申し入れ

9／27　夜、石原会長、野田氏と電話連絡　森口、大西氏、入会届出す（ともに精医研）

9／28　ｐｍ1の約束の時間になっても石原氏箱根に現れず、ｐｍ4、精医研の要求を預かって到着（その前4時間ほど石原氏は、小田原で野田氏らと会談している）。夜の運営委員会では、理不尽な要求の

橋渡しをし、それに従ってもらえないなら会長責任は取れないと述べ、岡上氏もこれをセコンド※した。
（※すぐに後押し賛成すること…筆者注）

座長組み換えが通るや関西精医研は直ちに「総括討論」の座長に渡辺哲雄氏を推したが彼は非会員であり、慌ててその場で入会を申し出るという出鱈目ぶりであった。石原会長は分科会の座長組み換えも提案したが、これは承認されなかった。このように、石原会長は関西精医研の言うままに踊り、参加1000名の期待は顧慮せず、いったい誰のための学会をやるのかという非難が高まった。

4点問題の確認と座長団に入り込むことに成功した精惟研は第一日目の一般演題一つ一つに対して、4点問題からみて不十分であるとして攻撃をかけた。前の方の座席とマイクを独占し、一般会員の発言を封じ予定を大幅に遅らせたためシンポジウムを翌日に延ばし、分科会は中止せざるを得なかった。

第二日目は、ステージ前の前席を保健師が占めたことに対して、精医研は口封じだといきり立ち、今日のシンポがどうなっても責任は取れないぞ！と恫喝、またもや騒ぎ出し、ようやく始まったシンポでは昼食抜きでおこなわれたが、精医研はマイクを独占、シンポジストの西本多美江氏（保健婦）に集中攻撃を浴びせた。一方、このシンポジウムの基本的視座を本学会誌に発表し、最も責任ある立場の座長である岡上和雄氏は、シンポジストの発表時のみに司会をし、討論部分は精医研推薦の安富氏に任せっきりであり、岡上氏とともに座長団を形成し壇上にいた関英馬、稲本誠一の両氏は一度も司会が与えられなかった。

(2) 混乱を倍増された会長の再開発言

総会及び総括討論がようやくはじまった時会場側の都合で時間は45分ほどしか残っていなかった。座長団(石原幸夫、岡上和雄、渡辺哲夫雄氏)は、総会議事次第の説明も、会員、非会員の区別もしないまま、総会議事に入るというデタラメぶりであった。46年度の事業報告及び会計報告中、アル中調査について石原幸夫氏非難(それは、大会会長としてではない)のアピールがあり、石原氏はこれに対して個人的弁解に立ち、またもや混乱がはじまり時間を空費した。タイムリミットが迫る中で精医研の野田正彰氏より、臨時運営委員選出の動議があり、福井東一氏がセコンドした。この動議と保安処分反対の案件の取り扱いを巡って会場でこづきあいがはじまり、野田動議反対者に暴力が振るわれた。運営委員会側からは、選出には所定の手続きがあり、会則の変更が先行しなければ、選出できないとの説明がなされ、それでも選出を強行するなら不信任と受け取って総辞職すると発表、野田氏らは、総会は最高の決定機関であるから選出可能と主張、会場はヤジと罵声・怒号に包まれた。混乱の中で、現地事務局から、時間切れを知らされた石原会長は5時ちょっと過ぎ〝流会とする〟と宣言した。多くの会員が退場しはじめた時、ステージに飛び上がってきた精医研は、中澤運営委員（事務局・会務報告中だった）を袋叩きにし、会長に詰め寄り、脅かして、再開を宣言させた。しかし、残っている会員は75名（ほとんど精医研とその同調者）になってしまった。この異常事態の中でかれらは、一方的に5名の臨時運営委員（野田、渡辺、藤沢敏雄氏ら）を選出したが、それは多くの会員から見放された中でのマスターベーションに過ぎなかった。

その後、「学会混乱の責任は一部運営委員の姑息的議場操作にあった」「精医研がいかに真面目に慎み深く問題提起をし、多くの保健婦・ＰＳＷに受け入れられたか」という「作り話」（ビラ）が当の精医研より流された。しかし、１０００名の会員が脅迫・恫喝を見ていたのである。しかも、プシ共闘の47年度の闘争方針には「地域精神医学会は、保健所、センター、警察の補完体をなるを以て解体の対象とする」と、この学会の「解体方針」が明記されていた。彼らは、方針に沿って介入闘争を仕掛け、まず学会が混乱すると脅かし、アル中調査責任問題などで、石原会長を動揺させ、無事大会を終了させたい気持ちに付けこみ、４点問題という衣をまとって学会内市民権を主張、次いで座長の奪取をはかり、成功するや、学会を完全に牛耳り、計画的に機能麻痺へ追い込んだのである。これに対して、運営委員側は毅然とした対応を欠き、少し妥協すれば何とかなるだろうという甘い判断で終始し、かえって傷口を深くしてしまっている。混乱の責任は、彼らの学会を混乱させ、乗っ取り解体させようと狙った無茶な横車を呑んでしまった運営委員会（菊池潤委員長以下）と、その横車を呑んでくれるよう運営委員会に要請した会長に在ろう。しかし、いったん、大会を流会しながら再開し定数切れの中で議決したことについては、さすがに運営委員会は、認めなかった（認めない　11名、保留2名）　（48・2・11）文責、角田

（3）一面的な精医研・プシ共闘の論理

彼らの提起した4点問題うち①と②について、多少触れておこう。

公衆衛生は歴史的に警察の治安対策の補完体となっている以上、精神衛生も例外ではないとする主張は極めて一面的である。確かに保健所の機能の中に歴史的に見てその傾向があったことは間違いない。そこで働く人とて同様である。しかし、同時に自治体労働者として住民の健康を守るという戦いの中で反権力性をもち高めつつあったのである。その現場での自主的な戦いの中でこの二面性のどちらの要素が強まるかに変革のカギがかかっているのである。精医研流の硬直化した現状規定にはこの観点が欠けているので味方になるべき人々を排除するだけである。いわく「だから地域精神衛生活動はやってはいけない、まじめにやっていても治安的に利用されるだけである、そんなことを盛り上げようとする学会は潰さねばならない」と敗北主義に陥るのである。そして地域で大勢の人たちが放置され、日々再発し、日々失業し、権利を奪われている現状に目

を閉ざし、もっぱら保健所の危険な一面をつくことにより、「保健所の形骸化をますます推し進め、住民から公衆衛生を遊離させようとする政府の企て（基幹保健所構想など…それは政府による保健所解体作業である）の露払いをしているのである。

かれらは、精神医療は反技術であると主張する。そして。「患」者と括弧をつけて表記する。精神病はいわゆる病気ではなく、〝社会に対する抵抗の挫折したる姿〟（「国家と狂気」より）であるから、診断も、分類化も一切拒否する。この上に立って生活臨床における生活規制とは、体制順応型の治療像をもつと称して攻撃する。彼らの疾病概念からすれば、治療像とは、再びバリケードの内に戻る反逆者としてのそれであるということになる。

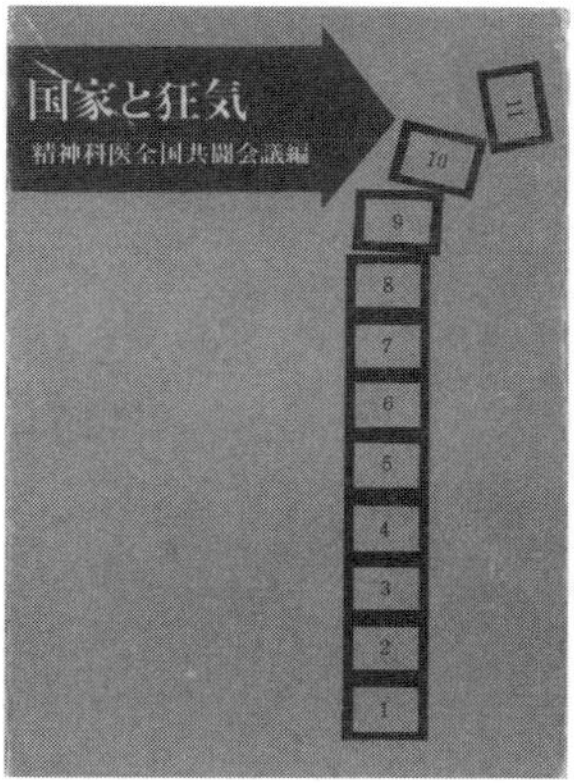

「国家と狂気」精神科医全国共闘会議編、田畑書房、1972年）

生活臨床は、分裂病を病としてとらえ、その再発を防ぐための戦略である。そして、多くの疾病の治療と同じく、多少の生活規制を行うのである。患者のしたい放題をさせておいて治る病気があるであろうか。患者にまつわる一切の抑圧、規制、管理を解き放てば治癒する…などのおおらかな楽天家とは同じ議論の場には立てない。鍵の中への入院こそ、一番すさまじい「生活機制」なることを知るべきである。

＊＊＊

たった75名の参加者から選ばれた「臨時運営委員」５名（福井東一、野田正彰、渡辺哲雄、藤沢敏雄、飯田）のその後に触れておく。

藤沢氏は、地業研（東京地域業務研究会）を基盤としていた。４点問題は厳密に突き進めるためにも、今地域で苦しんで働いている人たちを学会として結集しなくてはならない、として「学会再建」を主張、長浜日赤病院に依った野田、木田氏らは、精医研が、各地でパージ（就職できなくなっている）を受けていること、実際に精神医療をやってみると４点問題はあまりにも理念倒れ（実際に、長浜日赤で保健師と組んでの活動を展開し、行政・保健師などから突き上げられた…）、やってみると自分たちも非難されるようなことしかできないとして、解体の対象であった地域精神医学会の必要性に気が付いた？ようである。大阪の精医研は、鳴かず飛ばずになってしまった。色々な団体名を名乗るが、ほぼ同じ、プシ共闘・急進派であったが、内紛・若手からの突き上げがはじまった。しかし、箱根学会１０００名の保健師（全保健師の10％に当たる）の信頼を取り戻すべく昭和49年３月、「地域精神医学会再建準備会」（寺島氏が会長、事務局は地業研…藤沢氏、野田・木田氏など）を結成、旧運営委員会へも呼びかけ（会員名簿を要求してきた）。寺島氏からは、旧運営委員に参加要請（これに対して、中澤運営委員は、学会を壊したのは誰か、暴力を振るった者の自己批判が前提である…と返答）。その後、藤沢氏らと関西プシ共闘との間にも合意が取れなくなり、関西プシ共闘内で分裂が起こり野田・木田氏らは、岩倉病院医師に暴力を振るい新聞報道になり、第5回「地域精神医学会再建準備会」は中止となり、「中止についてのお詫びと報告―内部分裂、各々の主張の相違など、事務局がまとめたもの）」を発表し、「再建ニュース」も7号で終刊となった。

以下は、寺島正吾氏が、各運営委員に対して再建準備委員参加を打診した手紙と、それに対する中澤正夫（筆者）の見解（寺島氏はじめ、全運営委員へ送ったもの）である。

＊＊＊

寺嶋正吾氏書簡

拝啓

昭和五十年という新しい年を迎えましたが、先生にはお元気でご活躍のことと思います。

さて、顧みますと、昭和47年9月末、箱根でお別れして以来ご無沙汰になっているわけですが、この二年有半の間にいろいろのことがありました。私どもに直接関係あることだけでも、精神衛生実態調査阻止、精神衛生全国大会中止、川崎や世田谷のリハビリテーションセンターの実現、刑法改正案答申、跡をたたぬ精神病院不詳事件等種々ありました。この間、精神科病床は二十六万床、生保10万人に及ぶようになりましたが、精神病院の超過入院、長期在院、職員不足は改まらず、それに対する精神衛生センター、保健所もこと精神衛生の組織的活動に関しては弱体なままに推移してきました。他方、精神衛生相談員の講習会が回を重ねるにつれて、資格取得者の数は増え、厚生省の発表（四八・一一・二八）では二〇九六人にも達していますし、また保健婦によって訪問指導を受ける患者の数は初回被訪問実数で十万四千人、延数で十八万三千人に及んでいます。（昭和四十七年度）このような状況、つまり、「医療」と「保護」を与える場としてはあまりにも貧弱、劣悪な精神病院に満ち溢れるほど収容されている患者たち、助けを求める入院前、退院後のいわゆる患者たちに対するにあらゆる意味で零細、微力な地域側―精神衛生センター、保健所では行政上の要請だけが強い圧力となって、訪問指導一つとってみても前記のような数の増大という形はあってもそれがどれほど精神を病む個々人の真の救いとなっているのか、疑いをさしはさまぬわけにはまいりません。まして力不足から保健所において登録カード作りにはげむという傾向が出てきている状況も否定はできません。

私は「地域精神医学会」の発足に参加した当時から病院中心主義に対する「地域」主義は精神

医療の構造からいって論理性を持ちうる唯一の構造たりうると確信していましたが、いわゆる悪徳病院事件が多発したり、アル中患者あるいは老人患者が多数収容されていく、あるいはまた、デュー・プロセスをふまぬ強引な入院が堂々と行われる状況の中に立たされて、「地域のニード」「治療を必要とする」という治療側の論理に立って患者とされる人たちに「医療と保護」をと叫び、そのことを信じて彼らの手を引いて「病院」に送り届け続ける作業、あるいは退院後の患者たちが閉塞的状況の中で再発していく過程で無力ぶりをさらし、嘆き、服薬管理、受療勧奨、果ては再入院勧奨という役割にスタティックにかかわっている自らに疑問を感じるようになりました。

さらにまた、外国の状況をみてもコミュニティ幻想論が出てきたり、精神衛生センターの姿勢をめぐって論争が起こり、保守的センターから戦闘的センターへといくつもの系列ができてきたりするのをみると、こと精神医療に関するかぎりというより、「地域精神医学」の領域であればこそ、混乱、模索、試行錯誤、そして相互批判は避けがたいとも思うのです。外国でもさかんにイデオロギー論争はたたかわされているし、私どももそれを避けて通ることはできないと思うのです。ただ違った考えの立場に立つ人の存在を許さぬというのではなく、収穫のある、次につないでいけるような討論をこそ重ねていくべきだと思うのです。その意味で箱根以来対話の場を失ってしまったことはすべての人にとって不幸ですし、なんとかしても一度、地域精神医学会を再建したいと思うのです。私はすでに精神衛生センターを去り、今までとは全く違った仕事の場に移ってしまいましたが、地域精神医学に深い関心を持ち続けており、日本の精神医療の将来のために学会再建を念願しています。

どうか次の事項につきご意見をお聞かせ下さい。この手紙は旧運営委員の方全員にお送りいたしました。

記

一、現状での「学会」の再建に賛成ですか。反対ですか。

二、再建するとしたら、その手続きはどうしたらよいでしょうか。特に、一般会員の意見をどうやって聞くかの問題がありますし、旧運営委員の意見だけで「会」を起こしうるだろうかという疑問もあります。

三、二年前の会員名簿ではかなり移動がありますし、又群大においている事務局にはほとんどお金は残っていません。したがって、学会を再開するとしてもほとんど新規に発会させるくらいの難しさがありますが、そこらへんのご意見をお聞かせ下さい。

昭和五十年一月十日

寺嶋　正吾（以下略）

中澤書簡

寺嶋書簡について

旧運営委員殿

昭和50年2月5日、別紙のごとき書簡（50年1月10日付、各旧運営委員に送付されたもの）を寺嶋正吾氏よりうけとった。書簡を読んでの率直な印象を述べ、いくつかの疑問と反論を述べたい。

1）まず第一に、この書簡は箱根大会が何故混乱、その後、学会が崩壊同様になった責任はだれにあるのかについて何ら触れていない。むしろ、〝相互批判はさけたい〟〝イデオロギー論争はさけて通ることができない〟という形で、学会を混乱させた非を容認している風がみえる。云うまでもなく、箱根学会は、野田正彰、安富洋太郎、渡部哲雄、木田孝太郎氏らに指導される関西精医研連合（この組織は約4カ月後の群大精神科病棟乱入の主力部隊でもあった。）と、同調する神奈川のアルコール中毒調査阻止闘争グループ、藤澤敏雄、山本康夫氏や高杉晋吾氏ら一部ジャーナリズムも含む人達による、計画的な学会解体闘争によって混乱崩壊していったものである。精医研の上部組織である全国精神医共闘組織の昭和47年度運動方針の中に、諸学会と並んで地域精神医学会の解体、保健所、センターなどの解体があげられていることを見ても明らかである。そして、外部からの学会介入の口実となり、介入の正当化の偽装となったものが、いわゆる4点問題であった。当時4点問題で動揺した会員も今やこれが彼等の信頼をだましとる手段であり、ねらいは学会の解体であったことを知っている。しかも、全国的に戦われた各大学解体、学会解体路線は今や全く破綻し、遂に学会解体を叫んだ人たちが学会の理事として学会体制の中にどっぷりとつかりこみ、学会権力を使いはじめていることは周知の事実である。そして、方針が貫徹して、解体が進みすぎた部分では、手直しや再建が叫ばれ、去って行った良心的な多くの人たちをひきつけ再び蠢動の場にしようとする軌道修正が行われている。病院精神医学会しかり、この地域学会しかりである。寺嶋氏の動きがこの軌道修正の上にのっていなければ幸である。寺嶋氏は誰が学会をこわしたかまず明らかにすることが必要と考えます。

2）次に、箱根の大会の中で暴力と脅迫がまかり通ったことがあげなくてはならない。運営委員会は、関西精医研らにまわりをかこまれヤジられ、野田氏ごときはコトバじりをつかまえて、運営委員の１人に対し〝てめえ××とは何だ…表へでろ。あとで話しをつけよう〟とヤクザまがいの脅迫を行った。会場ではマイクは占拠され、彼らに反対する発言者は小突かれ、運営委員の１人、中沢は関西精医研連合らにより袋だたきにあっている。これは大勢の会員の前で行われたことである。寺嶋氏は急用とかで、この直前に帰ってしまったためよく知らないのかもしれない。しかし、運営委員会の様子は熟知していたはずである。しかるに〝学会における暴力〟という許されざることに対して、書簡では何らふれていない。私は、学会再建にはこの暴力に対するきちっとした基本的態度の表明が不可欠と考える。書簡に云う〝違った考えの立場に立つ人の存在を許さ……〟なかったのは彼らであるし、〝対話の場を失〟わせたのはこの暴力であります。学問、交流の場に暴力が持ち込まれ、言いたいことが言えなくなった時の学問科学の衰退ぶりは歴史の示すところであるし、近くは精神神経学領域における学問の不毛ぶりが示しています。学問を発展させるためには民主主義が保障されねばなりません。このことの保障なくては学会再建しても不毛でしょう。暴力をふるった者の自己批判と相手への陳謝が必要とされるゆえんです。

3）次に寺嶋書簡がどんな立場で発せられているか疑問です。寺嶋氏は昨秋、病院精神医学会時、開かれた藤澤敏雄氏らによる地域精神医学会再建準備会（藤澤氏をはじめ野田氏など箱根学会を混乱におとしいれた人たちが主導し、再開署名を行っていると伝えられる。藤澤氏名で学会名簿のひきわたしを事務局に要求している）の準備委員長に就任しているという事実があります。さすれば、寺嶋氏がどんな立場で再開しようとしているか想像に難くありません。寺嶋氏の地域精神医学にかける情熱に対する尊敬にはやぶさかではありませんが、意図を大いにあやぶむものです。

4）最後に質問の（2）に答えます。私は運営委員として、任期切れであり、石原会長が再建の努力をなげすてた以上、旧運営委員が再建を行う手続き上の正当性は全くなくなったと考えています。

75・2・6

群馬大学精神科　中沢正夫

＊＊＊

旧運営委員会側は、昭和48年1月、「地域精神医療を進める会」ができ、会報（1—6号）を出した（主に保健師たちの努力）が再建には至らず、運営委員会は、菊池委員長ものと、その後も存続、定期的に会合を持っていたが、会則による任期切れを過ぎたこと、会の財産（資金）が切れた時点で、解散。再建努力を中止した。

地域精神医学会は、かくして6回で壊滅した。しかし、保健師やケースワーカー、臨床心理士、作業療法士などが医師と対等に参加討論できる学会として時代の要請に応えたものであった。地域精神医療を展開する時、医師だけの力ではどうにもならない。各関係職種の協働、市民・家族の参加が必須である。遅れてはいるがその方向へ動きつつある現在、この学会があったらなーと思う関係者は多い、否、この学会が順調に育っていれば、わが国にももっと早く、もっとましな地域精神医療が根付いたであろう。

その後、精神科障害者リハビリテーション学会が結成され、地域の精神保健・福祉・医療諸活動を引き継いでいるが、運動体としての活力が乏しく世論を形成するまでに至っていない。リハ分野限定という枠を取り外すことが望まれている。

第4章◉わが国の脱施設化の行方

1 ―― 遅々として進まないわが国の精神医療改革

本書のテーマは、「学会」と「政治」である。いかなる治療技術や学問上の発展があっても、それを当該患者が廉価に利用できる保証（政治・医療政策）がなければ、画餅である。

世界の精神医療の方向は、脱施設化・地域ケアの時代に入っている。先頭を切ったイタリアでは、病棟を閉鎖し、西欧各国では、万対5床を目指して着々と成果を挙げている。既に社会保障先進国であったデンマークやスエーデンもそれに倣い、北欧のフィンランド、最もベッド数の多かったベルギー、アジアでは台湾なども、この方向で成果を挙げている。その中で、日本のみ、いまだ20万人と言われる長期入院者をかかえ、「世界の孤児」となっている。経済大国である日本のこの現状は、世界中の関係者から不審視されているのである。その原因として挙げられているのが、昭和40年代の大学・学会紛争である。精神医学会の紛争と混乱は、わが国の精神医療改革を30―40年遅らせた！と言われている。各国の精神医療改革は一様ではないが、その変革の動きのスタートは、１９６０―７０年代の「紛争の時代」にある。近代国家では、どの国もこの時代、「若者が荒れた、政治の季節」だった、のである。その中で育った人権意識と変革意欲が精神医療改革へとつながったと考えるのが自然であろう。だとすれば、わが国の「政治の季節」、「失われた10年」（東大では、20年）を、その目で見直さねばならない。その10年間、筆者もその嵐の中にいたのである。学会が、紛争状態になったことだけに結論を持ってゆくわけにはいかない。世界の「政治の季節」は、どこでも長続きしなかった。しかし、多くの国で、精神医療改革につながる芽を残し、健全な変革意識を育てたからである。

すでにみてきたように、わが国の「政治の季節」でも、戦後精神医療の総点検が行われた。精神医療の改善を阻むすべての問題が取り上げられている。しかし、それは合意と建設を産みだすものではなく、不団結と破壊を助長するための材料として取り上げられている。「大学解体」「講座制廃止」は、象牙の塔の中や大病院にいる医師たちの「変革意識」であって、日々苦しんでいる患者・家族の「意識」とは、かけ離れていた。家族を最も苦しめていたものは医療費であり、どこまでも逃げられない「保護義務」であり、小規模病院にとっては低医療費とそれ故、「治療ではなく収容しておくしかできない現状」であった。「入院させてやる」という意識や「病院中心思考」「医師パターナリズム」はこの現状から生まれたものである。激しく政策・政治を批判しているようにみえるが、敵対する相手を感情的に批判する手段であり、改革を阻む真の「敵」（政府・国）と闘うための統一戦線・マスタープラン造りへの志向性を全く欠いた論争であった。

昭和42年（1967）から平成15年（2003）まで、精神神経学会本部で事務員として働き、学会混乱のさなかにいて苦労した牧敏雄氏は「あの頃の時間とエネルギーが、精神医学・医療の向上の為の何かに向けられていたら、学会として何か大きなテーマの一つや二つクリアーできていたのではないか、今考えるとこのころの時間とエネルギーだけは、もったいなかった」と述懐している（精神神経学会百年史より）。わが国では何ら変革の芽が育たなかった。とすれば、わが国のあの10年間はなんであったのだろう。しっかりと検討してみる必要があろう。答えは出なくても、「分析の挑戦」はしなければならない。東大闘争終結後、「元の学会に戻ってしまった」感があるからである。

精神医療は、少しずつ、地域医療（訪問看護・ACT・メンタルクリニック・作業所なども含む）へ向かっているが病院中心の基本構造は変わっていない。どこから、手をつけたらよいか。

2004年8月、筆者は「精リハ」誌上で下記7項目の提案をした。金沢学会後43年目、東大紛争終焉後、8年目である。

1）入院医療費に圧倒的な格差をつける。急性期治療・短期に対して内科を超える高点数、それに見合った医師・スタッフを配置する。医療法特例は廃止。

２）１年を超える入院は認めない。超えてしまうもの（触法、本当の難治例など）は公営の施設に委ねる。

３）国は「精神保健医療福祉法」の予算の「医療：福祉」の分配比率を少なくとも６：４以上に変えるとともに、脱施設化・地域処遇への過渡的処置として特別予算を組む（時限立法）。医療は医療法で、福祉は精神障害者福祉法を制定。ベッド削減をうける者に対してこの特別予算の優先使用を認める。すなわち、サテライト診療所、老健施設、共同住居、デイケアーなどの開設を望むものに対して、開設資金を含め手厚い補助を行う、その場合の条件は、ただ一つ、地域格差をなくすこと、空白地域や過疎地を是正する方向で許可するのである

４）以上に耐えられない入院施設は国に病床を（合意した値段で）売り渡す。１床いくらで、営業権を買い取ることになる。国は買収したベッドを廃止する。

５）新たに、３）で示した、いわゆる「受け皿づくり」を行なうものに対しても同様の配慮が必要である。また、小規模授産施設、グループホームをはじめ、すでに実績を上げている福祉資源に対しては即戦力であるし、過渡的な混乱を避けるためにも補助金助成を強化する。

６）これとは別個に「救急網」を組織する。いわゆるハード救急もさることながら、ソフト救急システムづくりを先行させる。さもないと、脱施設化―地域処遇は国民から受け入れてもらえない。当面、大学病院、総合病院をはじめ、単科精神病院、クリニックなどすべての医

療機関を網羅した地区ごとの日曜・祝日・夜間当番医制をまず、スタートさせる。

7）精神病院の特殊性に鑑み、すべての精神科医（特に指定医）は、地域を持つ（受け皿の嘱託／顧問医—時にその地区の責任者として）義務を負う。救急についても同様である。それに対して対価が支払われなければならない。研修医は、地域生活支援や救急をその研修プログラムに持たねばならない。脱施設化の必要性と理念は必ず教育の中で説かれ、実習され、精神科医（その専門性がなんであれ）ならごく当たり前の任務と思うように教育されなければならない。

筆者は、日本の脱施設化は、日本独自のプロセスを歩むと考えている。精神医療はその国の文化であるからである。わが国にはわが国にしかない精神障害者観があり、処遇の歴史があるので、海外の成功例に学び、励まされつつも、独自のプロセスを歩まざるを得ない。

ほぼ、民間委託してきた歴史、それを容認してきた国の方針、民法上の家族の扶養責任などは、脱施設化を阻む要因となるからである。精神科病院協会が話し合いのテーブルに着いたとしても、国を動かすには、国民の意識改革とこの変革への参加が必要である。筆者の提起に対する反応は皆無であり、七つの提案のうち実現したものもいまのところ、一つもない。

1）では、救急病棟、スーパー救急病棟が出現しているが、入院日数制限が厳しく、しわ寄せは、併設の療養病棟の劣化と拘束の増大となって跳ね返っている。
２）触法病棟はできたが、数少なく、一般医療とは別系統で扱われている。
この七つの提案は、もとより不完全なものであり、トリエステモデルを意識していると言える。これをきっかけにこの種の議論が当該学会内外に起こってくれることを期待したにすぎない。

１９６９年の金沢学会から、50年が経とうとしている。当時の「若者たち」も次々亡くなってゆく。変革は、今を生きる若者たちに委ねざるを得ない。そのために私ができることは、自分の目で見た当時の学会や大学紛争を今の世代に伝えることである。必ずしも客観的ではない。しかし、この本が、金沢学会・徳島学会や名古屋学会に多くの頁を裂き、かつ解説風なのも、引用を精神神経学雑誌、特に「学会だより」に多く求めたのも正確に伝えたいと思ったからである。歴史・事実を正確に伝えなければならない。金沢学会での「理事罷免決議」は「無効」であったことも、議事録をよく読み返してみて発見されたのである。

学会で、様々なことが討論されたが、「劣悪処遇を批判された精神病院で多くの会員が糧を得ている」ということが、一般論以上に深まらず、その解決のための建設的合意形成を諮らず、悪徳病院をスケープゴート化することで済ませたことは、現在の精神病院の苦戦にもつながっており残念であった。すべての問題の中心は精神病院（特に低医療費問題）にあったし、今もあり続けている。

また、この学会紛争は、歴史的に見ても、思想的に見ても、金沢学会や徳島学会が中心ではなく、東大精神科問題が中心であったと思う。それ以上に、深刻なのは、混乱終焉後、「医療制度」「政治とのかかわり」論議がきわめて低調になってしまったことである。そこで紛争終焉後の主な「精神医療」の変化をみておきたい。

2――瀕死状態に近づきつつある「現・精神医療体制」

この間の精神医療の〝変化〟はめざましいと言えるが、素晴らしいとは言えない。

よって立つ「法」は「精神衛生法」から「精神保健および精神障害者福祉に関する法」となった。その背景には、世界の「障害概念」の変化（ＩＣＦの採用）があり、身体・知的に並んで、「精神障害」が認知された。しかし、それに応じた「精神障害者福祉法」はできず相変わらず、精神だけは、医療福祉保健すべて「精神保健福祉法」一本で賄われている。そして、この法の予算のほとんどは相変わらず「医療」に使われている。

わが国の社会変化（新自由主義の跋扈、少子・高齢化・ＩＴ化など）は新たな精神疾患を産みだしている。「うつ病」や「適応障害」の急増、認知症の急増、発達障害（アスペルガーやＡＤＨＤなどをコアとした子供の変化）である。国は、この状態をみて、「精神障害」を5大疾患の一つと認定したが、具体的な施策は何ら打っていない。メンタルクリニック開業に拍車がかかっただけである。福祉部門では、２０１４年、国は、国連の「障害者権利条約」をようやく批准したが、まだ国内法に反映していない。この法に照らしてみれば、わが国の精神障害者処遇は落第であり、「人権侵害問題」化しているのである。これらの國内外の大波に対して、日本の精神保健医療体制は、相変わらず精神科病院を中心とした「医療中心」の体制から基本的には変化していない。しかし、この体制は、どの面から見ても、行き詰まってきているし、対処不可能になってきていると言える。その実態を平成26年度「厚生労働省・病院報告」から紹介する。

精神疾患総患者数　３９２・４（単位万人、以下同じ）

・うち入院は　31・３（微減傾向）

・外来患者は　３６１・１人（5年前に比して倍増）

３９２・４万人の疾病別内訳は、統合失調症は60―70万と横ばいであるが、気分感情障害は３倍化、認知症は5年前に比して３・5倍化である。年齢でみると、65歳以上が40％以上である。外来患者３６１・1万人の内、１０８・7が気分障害、60・7が統合失調症、71・８がストレス関連障害となっている。

入院患者31・3万人のうち、16・6が統合失調症である。入院患者の老齢化は激しく、31・3の内65歳以上が18・3万人（うち75歳以上は11万人…直近のデータでは、さらに急増している）もいる。そのほとんどが長期入院統合失調症であり、一部が認知症である。5年以上在院者は少しずつ減ってきているが、まったく退院の目途が付かない老齢者を持ち続けている。

平均在院日数は平成1年の496日から、26年には281日と減ってきているが、退院後の行き先は70％が家庭であり、転院、介護施設、福祉施設が30％となっている。老齢者ほど、施設入所、死亡退院が増えている。つまり、回転ドア現象が一層強まったということである（短期入退院の繰り返しと超長期沈殿群の固定）。

精神病院や精神病床をもつ、病院はここ20年の間に1000病院減っているが、メンタルクリニック（心療内科・神経科を扱う診療所を含む）は、急増している。しかし、今なお31、3万人が入院している。臨床に携わる精神科医16、090人中1、1699人が病院で、4391人が診療所で働いている。

精神病院の満床率は、軒並み80％台である。

3――新しい精神医療を生みだす時が来ている

「病院を中心とした精神医療」体系は、こう考えてくると、すでに先のない、抜き差しならない事態に陥っていると言える、もう、ワンプッシュくれば、瓦解しかねない…これは当の精神科病院協会内でも危惧している事態である。こういった事態に対して、１９８０年ころより〝正常化〟しはじめた精神神経学会は、新たな試みを提案・組織できないできている。民主党が歴史的勝利をおさめ政権交代がなった時、長妻厚労大臣からの諮問があり、それに基づいて２０１０年「こころの健康政策構想実現会議」（代表、岡崎祐士松沢病院長・当時、他）が発足した。新しい「精神医療保健福祉法」を目指したのである。まず１００万人署名を目標にした。これを担ったのは、家族会、患者、労組、市民と幅広い。動きは超党派となり、ある政党の党首からも賛意が寄せられ、議員連盟の発足が企画された。ついで、この立法提案は全国の地方議会へ請願され、多くの賛成決議を勝ち取っている。賛成自治体に住む住民の合計は人口の84％に達している。それに対して組織体としてもっとも反応が鈍かったのは「精神神経学会」であったと言えよう。会員の多くが精神科病院勤務医とはいえ、その対応は、まさに「羹に懲りて膾を吹く」であった。この「構想会議」の動きは、安倍政権の許で、停滞気味であるが、全国の市民の中に精神医療改革のエネルギーが高まっていることをしめした。混乱から脱した精神神経学会は、専門医制度を施行し、多くの会員は移行措置として簡単な試験で専門医となったが、その資格維持のための点数獲得のハードルを高めることによって学会参加者や各種講習会は盛況となり、往年の権威を取り戻したかに見えるが、本書で扱ってきたような医療制度の改革の学会挙げての取り組みには、きわめて消極的である。医療の見放しとはいわないが、「政治」から距離をとり、「紛争再燃」を恐れてか、定款を改訂し、すべての学会議決は「評議員会」で行い、一般会員には「評議員会報告会」で済ませている。そこでは簡単な報告と学会賞や各種表彰などが行われている。金沢学会以前とは、別な形の民主主義の形骸化が行われている。「羹に懲りて膾を吹く」と例えた所以である。現、精神神経学会から、自発的、内発的、変革が起こる可能性は遠くなってゆく印象をうける。

先に紹介した、各国の脱施設化、地域医療移行の中で、どこでも、共通しているのは、「自国のモデル実践の成果を精神科学会が評価し認めること」「それを実現しようと市民がはじめから参加し、市民が啓蒙すること」「国がそれの利を知って十分の予算をつけること」である。どれが先かは、国により違っているが、わが国の精神医療改革は、まだまだ前途多難である。

もっとも共有を急がれるのは「精神障害関係費用」の損得計算である。わが国では、精神障害者の治療費・福祉費＝国の支出、持ち出し増であるが、精神医療先進国では、予防し、発病しても早期社会復帰させて稼ぎ出す機会を与えれば、よき納税者になり費用をはるかに上回る増収になると計算していることである（ＤＡＬＹｓ障害調節生存年数）。

厚労省は、「超長期入院者は、あと5年ほどで、死亡ないし施設退院をする、その結果、人口万対入院者は15人くらいになり、他国からの非難を躱せる」と、踏んでいるフシがある。その為、現状を変えない方がいいと思っているようである。それでは中小の精神科病院は、倒産するか、「認知症患者」を受け入れるかしか、選択肢がない。そうなれば、認知症も含めて入院者処遇は、今よりもっと悲惨なものになるであろう。　当事者・家族、精神医療・福祉・保健関係者はじめ、多様な市民が、同じテーブルにつき、我が国の精神障害者の処遇のマスタープランとその実現への戦略を議す時が来ているのである。

謝辞

本書は、構想しはじめてから20年以上たっている。はじめは、あの紛争時代のことを、私的な、感情むき出しなエッセーにしようと思っていたのである。歴史を書くにふさわしい人はいるだろうし、正史はそっちに任せようと思っていたからである。第一、私は、混乱の時代まっただ中にいたが、主戦場にいたわけではない。地方の大学にいたのである。しかし、精神医療・医学史の正史ともいうべき精神神経学会100年史でも、東大精神科120年史でも、紛争の時代や失われた10年については、表面的、一般論的には触れ、対峙した双方がバランスよく出場しているだけで、深みや史観を欠いている。

この人なら…と頼りにしていた岡田靖雄氏のものは、この時期については論及が薄くなっている。そこで、不適任、不備を承知で、自分で書くことにした。整理とか整頓が下手で、ずぼらな私のために、私の手持ち資料を整理し、精神神経学雑誌や「精神医療」誌、「東大教室ニュース」をはじめとする多くの雑誌文献を精読し、必要な資料を集め提供してくれた塚野明氏がいなくては、この本はできなかった。感謝に堪えない。氏は定年後、精神保健福祉士の資格をとった。

勉強中の最大の疑問が、日本の精神医療がなぜ、こんなにも遅れているのか？であったという。学校では、教えてくれなかったが、自分で勉強して昭和40年代の紛争に行き着いたという。そのリアルな体験を聞きたくて私を訪ねてこられたのである。いまでは、私以上に詳しく知っており、ひろく細かく読みこんでいる。こういう真面目で、真剣にわが国の精神医療の発展を願う人がいる……、その人たちに応えなければという思いが書かせてくれた一冊である。

資料1　年表（1963—1994）紛争の時代　※著者作成

（＊西暦・和暦・総会地・主な出来事の順）

1963（昭和38）　大阪（金子仁郎）60回総会 4月 著者入局。11月 佐久病院赴任。 ケネディ暗殺（ダラスにて）。
1964（昭和39）　盛岡（三浦信之）61回総会（参加・上野から臨時列車） 直前にライシャワー事件と法改正の打診。
1965（昭和40）　広島（小沼十寸穂）62回総会 精神衛生法「改正」。10月 著者佐久より帰任。以後地域医療活動と刑法改正反対運動へ 4月 ベ平連結成。6月 新潟水俣病。
1966（昭和41）　東京（秋元波留夫）63回総会　呉秀三生誕100年 4月 臺、東大赴任、群大後任教授に横井晋。江熊、助教授として留まる。臺氏に、学会人事・役職の臺集中目立つ。夏 スッポン会赤城山合宿で地域精神医学会設立提案。 12月 境町に続き東村での地域活動始まる（群馬の地域黄金時代始まる）。紅衛兵中国。
1967（昭和42）　名古屋（堀要）64回総会　生活臨床、学会賞受賞。 スッポン会から3人の評議員（岡田、江熊、高木）、呉越同舟時代。第1回地域精神医学会（猿ヶ京：500人）、青医連7名入局。医局での吊し上げ。 第1・2次羽田闘争（10・11）。2月 EU結成。8月 ASEAN成立。
1968年（昭和43）　長崎（仁志川会長）65回総会（参加） 認定医問題の企画：懸田VS金沢（全国を回って草案を練った）。実施の好機VS時期尚早。 林宗義先生の特別講演まで流れる（金沢学会と同じ様相？　しかし、セクトは目立たず）。 4月 入局者6名（中核・革マル・民青など各派揃う）。6月 安田講堂占拠。10月 東大精神科医師連合結成。11月 第2回地域精神医学会（京都／高木隆郎ら）。 1月 テト攻勢。4月 日大全共闘結成。8月 プラハの春、圧殺。
1969（昭和44）　金沢（島薗安雄）66回総会 紛争の質的転換（計画性／セクトの協力／巧妙な作戦）。民主

	主義の未熟さを露呈（傍聴者に発言を許す！以後多くの関連学会が同じ手法で混乱した）理事会の罷免？ 1月 安田講堂陥落。5月 外来実習。9月 赤煉瓦占拠（石川清）。 9月 第3回地域精神医学会（東京・竹村、1000人） 1月 ベトナム和平パリ会談。7月 アポロ11号月に。10月 アメリカでベトナム反戦デモ。
1970（昭和45）	徳島（今泉恭二郎）67回総会（参加） 2日間評議委員会／総会…なすがまま 8月「臺8人衆」精神科医師連合脱退。9月 臺、教授室を追われる。9月 第4回地域精神医学会（仙台 菊池潤1000人）。 大阪万博／70年安保。3月 よど号、乗っ取り事件（赤軍派）。
1971（昭和46）	東京（加藤正明）68回総会（参加） 九段会館 9月 第5回地域精神医学会（長野 1000名）。 2月 成田一坪地主強制代執行。美濃部都知事ゴミ終息宣言。
1972（昭和47）	大阪（太田幸雄）69回総会 中澤・山下、議長補佐 3月 東大病院長の斡旋話し合い。9月 第6回地域精神医学会（箱根）、三つの軍団に雪崩込まれて崩壊（総会成立せず）、主役は野田正彰。それまでの主役（小沢、小池ら）出席せず。10月 赤煉瓦派、外来襲撃。 2月 浅間山荘事件・札幌五輪。5月 沖縄県発足。6月 列島改造論。9月 田中角栄日中共同声明。
1973（昭和48）	名古屋（井上正吾）70回総会（参加） 評議員会出席。 臺人体実験の新証拠？（吉田哲）。学生や一般会員に取り囲まれトイレにも行けず。 医学連や民青による逆包囲・双方の攻防。朝日新聞カメラマンフィルムを抜かれる。 群大、江熊人体実験批判：学生の出すビラはKCIA並。攻防戦続く。
1974（昭和49）	東京（島薗安雄）虎の門ホール71回総会（参加） 1月 江熊急逝、医学部葬。葬儀の仕切りと学生対策。3月 臺東大退官（最終講義できず）。 5月 作業療法点数化反対決議。江熊追悼講演会（臺講演）を巡る攻防戦（警視庁公安より中止の要請あり）。地区労・学生の応援で撃退！そこから流れが変わった。

3月 小野田少尉発見。8月　金大中事件。10月　オイルショック。
8月 ウォーターゲート事件。9月 原子力船「むつ」放射能漏れ。

1975（昭和50）　東京（宮本忠雄）72回総会　野田／作業療法点数化反対の演説
群大：江熊の遺志を継ぐ4人組の入局、学内の鎮静化始まる。長期予後研究の開始。
4月 サイゴン政府降伏。3月 新幹線博多へ。7月 沖縄海洋博。

1976（昭和51）　中止（長浜日赤と岩倉病院の内ゲバが理事会を巻き込んだため）

1977（昭和52）　東京（岡田幸夫）73回総会
群大：学内の民主化闘争始まる　横井教授、横浜市立へ転任、前田助教授闘病。大須賀・中澤両講師で耐えた時代　助手会、／助教授・講師会の結成
6月 東大、佐藤倚男科長事務扱い。
4月 天安門事件。カンボジア、ポル・ポト大虐殺。7月 南北ベトナム統一。8月 毛沢東死去。9月 四人組逮捕。

1978（昭和53）　東京（長谷川和夫）74回総会　品川公会堂
前田助教授死亡。群大の民主化闘争花盛り（教授選、学長選への参加）。赤煉瓦、膠着状態。
1月 サンケイ新聞「東大病棟」連載始まる。会計監査院の立ち入り検査。6月 森山公夫を助手に任命。12月 三四郎の池で水死体（赤煉瓦の患者）。町山幸輝教授群大赴任。
9月 日本赤軍によるダッカ事件。

1979（昭和54）　広島（更井啓介）75回総会
10月　著者、代々木病院赴任。12月　ソ連、アフガン侵入事件。

1980（昭和55）　大原健士郎会長　浜松76回総会
1981（昭和56）　名古屋（笠原嘉）77回総会
1982（昭和57）　京都（加藤伸勝）78回総会
1983（昭和58）　札幌（山下格）79回総会
・・・・・

1994（平成6）　松山（柿本康男）90回総会
1月 東大精神科病棟・外来診療体制統合。12月 精神科医師連合、活動停止を声明。

資料2　それぞれの人のその後

金沢学会から45年余経っている、当時急進派の多くは20代後半から30才後半であり、追及された学会首脳は、50歳後半以降であった。当然、双方とも鬼籍に入っている人は多い。また、自分の生き方を変えることを余儀なくされた人はもっと多い。当然なことである。本書によく登場する方々のその後を簡単に紹介してみる。（2016・6現在）

秋元波留夫（1906・1・29―2007・4・25）
武蔵療養所長に就任後、「共同作業所」理事長となり、以後、障害者作業所づくり、生活支援活動を支援「きょうされん」顧問を務める。精神保健福祉医療政策学会を創設。老いてから始めたパソコンを駆使したくさんの著作（代表作「実践　精神医学講義」2002日本文化科学社、1044頁）を残している。また麻原彰晃の鑑定にもあたっている。101歳で死去。学者・教授としての前半の人生にも増して、後半の人生を評価する人は多い。

石川　清（1924―）

1968・11東大精神科医師連合結成以来1077・7まで17期委員長をつとめる。

その後富士病院院長

宇都宮泰英（19××―）

初期の赤レンガ派の中心人物。いわゆる春見事件で処分を受けた後、臺氏を訪問、後、松山精神病院へ就職。「東大医師連合」からも離れた。松山ではアルコール問題に精力的に取り組み全断連にもかかわった。

臺　弘（1913・11・28―2014・4・16）

東大定年後、顕職につかず、死の直前まで坂本医院にて、外来診療を続けた。生活療法の起源と歴史についての論文発表後、80歳で自伝「誰が風を見たか」（星和書店）を出版、その後、日常外来で実用化できる簡易統合失調症診断技法（UBON）を開発普及に努めた。白寿の宴ではその成績を一時間余講演している。2011精神神経学会（会長　三国雅彦）で特別講演を行い、復権を果たしたが生涯要職に就かなかった。享年100歳。

江熊要一（1924・7・29―1974・1・27）

理事退任後、学内で学生から人体実験批判にさらされ、夜間無言電話などの嫌がらせや医局会議妨害などの中で心臓を悪くし、医局員の結婚披露宴のスピーチ中、急死。享年49歳。

江副　勉（1910・11・7―1971・7・9）

1938松沢病院。46松沢病院従業員組合初代委員長。臺弘と脳代謝の研究を行った。いわゆる「臺人体実験」が糾弾されている最中に死亡。遺品の中から、見つかった実験ノートにより、「吉田新事実」の2例とも、皮質採取はおろか、実験さえ行われていないことが判明された。享年60歳。

岡田靖雄　（1931―）
「自主管理病棟」の正式医師の一人であったが、「治療的とは言えない」とし…退職。その後は、峡田診療所で働きながら青柿舎（精神科医療史資料室）を運営。医学史研究会以外公的な活動をしていない。言行一致を貫き、要職にはつかず、学会認定医もとらず、歴史の証人を守っている。急進派ではあったが、妥協派や保身・変身者にも厳しい批判を続けている。著書：「日本精神科医療史」（2002）など。

小澤　勲（1938・6・10―2008・11・19）
1965兵庫県立病院光風寮勤務。70京都府立洛南病院勤務。91同病院副院長。94退職。介護老人保健施設「桃源の郷」施設長、種智院大学教授。2008、死亡（癌）
小澤氏の後半の仕事と業績は、統合失調症などから、認知症へと移っている。優れた著作を残している（「痴呆を生きるということ」2003、「認知症とは何か」2005、いずれも岩波新書。自分の病を知ってからの著作である）。闘争中自死した関口進氏、理事になった中山宏太郎氏とは、同級生である。享年73歳。

小池清廉（1933―）
1963びわこ学園医長、68高茶屋病院医長、76洛東病院医長、76洛南病院長、京大医学部講師。

金沢　彰（1937―）
1975愛媛大学精神科助教授　96愛媛大学教授（医学部看護学科）。定年退職後は司法鑑定や島の

（資料2）

精神医療など地域に密着した活動を行っている。

島　成郎（1931・3・3―2010・10・17）

67国立武蔵療養所（著書あり。「未復員」）、68厚生省より沖縄医療援助派遣、そのまま沖縄滞在、玉木病院開設に参加。この間、離島の「地域精神活動」を保健師と組んで実践し、その成果と限界を出版（「精神医療のひとつの試み」1982、批評社）、高い評価を得ている。85上京、陽和病院長。91北海道苫小牧植苗病院副院長、沖縄本部記念病院、同病院やんばる所長を歴任。2010名護市にて胃がんにて死亡。享年69歳。

関口　進（1937―）

光風寮、保安処分反対の急進派、学会混乱中若くして自死。

島薗安雄（1920―1997）

1967東京医科歯科大教授、71金沢学会5年後、再度、71回精神神経学会会長を引き受ける。81てんかん学会理事長。82国立武蔵療養所長。86国立精神・神経センター初代所長。学者・研究者として顕職を外れることはなかった。

高木隆郎（1927―）

1966京大医学部講師、74同助教授。77―79ベルリン大学客員教授、1983京大退職、「高木神経科医院」を開設。「核戦争防止・核廃絶を訴える京都医師の会」代表世話人も務めた竹村堅二（1924—）

1971昭和医大医学部附属烏山病院長、76同大学教授、83精神科主任教授・90東京武蔵野病院長。2003象潟病院長。この間、88東京都精神医療審査会委員、日本精神病院協会理事など、行政や業界の要職についている。95厚生大臣賞受賞。

富田三樹生（1943—）

現在は多摩あおば病院長。地域精神医療の拠点化を掲げている。この場合、地域とは病院のある東村山市を中心とするキャッチメントエリアを指しているようである。中島直氏を擁して、司法精神医学研修も掲げている。傘下に介護老人施設「多摩すずらん」もあるので、病院の多機能化中である。「赤煉瓦」病棟時代のスローガンとは、全く違う現実のなかに立たされている。著書「東大病院精神科病棟の30年—宇都宮病院。精神衛生法。処遇困難者専門病棟問題」（青弓社）。

中山宏太郎（1937—）

小澤勲氏らとともに、金沢学会混乱の主役を果たした中山氏は、長らく精神神経学会理事を務めた。のちに京都市内に中山医院を開業。1990年代に処遇困難者専門病棟を是認する見解を発表、これが富田三樹生らに批判されることになる。

野田正彰（1944・3・31—）

1977長浜日赤精神科部長就任、患者処遇をめぐって岩倉病院と激しい闘争後、鮮やかな変態をとげる。「狂気の起源を求めてパプア・ニューギニア紀行」（中公新書、81年）「クライシスコール」

（毎日新聞社、82年）を発表、比較精神医学、文化人類学、ノンフィクション作家への道を進みだし、87年神戸市外国語大学教授、その後も肩書を次々かえて、2004年関西大学教授（2012定年退職）。その間、多くの著作を上梓し、今やわが国を代表するリベラル派の評論家の一人と目されている。かつての精神科学会混乱期の運動主体とは、一線を画し、自分の行った「攻撃」に対しても黙したままである。

藤沢敏雄（1934―2009）

武蔵療養所から、陽和病院長、さらに新宿・柏木診療所、立川にしのきクリニックと現場を移っていった。地業研（地域精神医療業務研究会）の思想のままに患者・関係者との同行とされる。「追悼藤沢敏雄先生の歩んだ道―こころ病む人々への地域医療を担って」（批評社）には、急進派の医師だけでなく、多くのコ・メディカル協働者が稿を寄せている。

原田憲一（1929―）

東大教授定年退職後、90神奈川県立精神医療センター所長。同時に、日本精神衛生会理事長や日本精神衛生保健政策学会会長などわが国の弱点ともいうべき社会精神医学方面の活性化のために奔走しているが、大きな流れをつかみきれないでいる。

浜田　晋（1926・10・23―2010・12・20）

東北大医学部大学院（細菌学）を終了後、1959松沢病院に勤務。行動科学論文（統合失調症者の〝球回し〟遊びの分析）が、臺弘に高く評価され、臺氏が東大赴任に当たり、岡田靖雄氏とともに乞われて、67年から東大講師。すぐに長崎学会となり、74上野に診療所を開設、地域医療に専念し、その奮戦記を出版した（「老いるについて」岩波書店、「街角の精神医療最終章」など）2006引退、クリニックを後輩に引き継ぐ。1992第一回若月俊一賞受賞。享年84歳。

町山幸輝（19××―2015）

東大教室会議派、いわゆる「臺八人衆」の一人。臺氏とともに、猿を使った慢性覚せい剤中毒で統合失調症モデルをつくった。1979年、群馬大学教授、定年後、厩橋病院院長、2015死亡

森山公夫（1934・1・26―）

赤煉瓦病棟では、精神科講師。病棟閉鎖後は、陽和病院長。（陽和病院は、法人名は違うが富士病院・成増厚生病院と同資本であり、わが国最大の精神病院コンツェルンの一翼である）その後、院長をやめているが、「機関誌」ともいうべき「精神医療誌」の発行につとめ、旺盛な執筆活動（「解離の病理―自己、世界、自我」松本雅彦と共著）を続け、極左急進派のイデオローグとして論陣を張り続けている。

松本雅彦（1937―2015）

あまり表面には出ないが、京大精神科医師会議の中心にして参謀役だった人である。金沢学会前、慶応大学や武蔵療養所へのオルグにも中山宏太郎氏などと同行している。また、運動の機関誌としての「精神医療」誌の継続を森山公夫氏とはかるなど重要な役割を果たしている。京大精神科勤務後は同大技術短大教授を経て洛南病院長、京都光華女子大教授、最後は稲門会いわくら病院勤務である。著作、訳本も多い。京都学派らしくスマートに運動と学問を両立させた人ともいえる。

山下剛利（1940―）

1974―1997精神神経学会理事、1992徳島大学精神科助手辞任、医療法人あいざと会理事長に就任。2003あいざとパテオクリニック長兼任。2007定年退職。地方大学での急進派は、結局保守に包囲され孤高の闘いであったと思われる。批判の対象であった精神科病院の理事長職を任せられるとは皮肉な展開である。

吉田哲雄（1935―1994）

1979東大精神科助手、85東大保健センター講師、90より助教授（規約により青医連離脱）。78から精神神経学会理事。91―94副理事長。94癌死。最後まで急進派として生きて戦った一人である。

学会紛争の主役たちのその後の軌跡を辿ってみると、あの嵐のような論争は何だったかと思う。なんら、改革のヴィジョン、スケジュールを用意できぬまま、元の鞘に収まってしまった感がつよい。既に権威・地位を獲得していた教授たちは一部の例外を除いて、つつがなく退職し、その後も要職についている。極左急進派も大物ほど、それなりのポストをえている。関西では公的病院長となり、関東では、民間病院長となっている。多くの急進派は、批判の対象であった精神科病院に入職し糧をえている。そこで病院改革を行った人は少ない。その後、大学への国の統制が強まった（独立行政法人化）ことと相俟って、急進派の大学への影響は、人事面でも思想面でも消失し、「反―急進派」や無関心派が教授人事の主流になっていっている。東大でいえば、「教室派の独り勝ち」

との声も聞く。そのレベルで事態を見ていたのか？と思うと哀しくなる。急進派・反急進派を問わず、節を曲げない人もいる。「金沢学会」以後の自分の言動に責任をとって、距離をとり、あるいは沈黙している人たちである。

資料3　批判・論争になった主なテーマ

1　いわゆる　臺「人体実験問題」について

この問題は、本書の中の、いろいろのところに出てくる。マスコミの取り上げでは、学会紛争の「象徴」のごとく扱われている。しかし、当時、ロボトミーはすでに遥か過去のものであった。臺氏追い落とし、講座制解体の全科への波及を狙ったもの、という印象が強かった。判りやすいように以下の項目に分けて記載する。

1）ロボトミーについて
2）石川清氏による、学会への告発と、議論の経過
3）何故に「臺実験」ではなく、「人体実験」なのか

1） ロボトミーは、ポルトガルの神経学者、モニス・Eが外科医の協力をえて、1935年から始めた前頭葉白質切さい術で、わが国では1940年代末から50年代にかけて行われた「治療法」である。その創始者、モニスは1944年、それによりノーベル賞を受賞している。術式は色々あるが、前頭白質を薄い刃物で、切さい（切除ではない）するものである。薬物療法の到来とともに、不可逆的副作用（人格変化など）が暴き出され、その評価は否定的となった。戦後すぐにわが国にも伝わってきたがわが国でも積極的に行った医師と疑問視して手を出さなかった人に分れた。もっとも熱心に取り組み、最も多く施術したのは広瀬貞雄氏である。学会紛争当時は、すっかり、見捨てられた治療法で、著者も、先輩からその劇的な変化（狂暴・興奮が、切さいするや、納まってしまうが、そのあと抜け殻の様になってしまう…など）を聞いたくらいである。旧い患者の前額部に「ハ」の字型の手術痕があると、ロボトミー患者と教えられた。従って、行っている医師はいなかったと思われていたが北全病院で行われていたことが発見された。

「治療法の開発」には、動物実験が不可欠である。「精神病の実験動物」は、人と同じくらい発達した「脳」を持つ動物でなくてはならない。そんな動物はいないのである。マウスやラットでは、務まらない。人間に最も近いチンパンジーでさえ、「実験動物」は務まらない。精神医学がおくれている最大の理由である。従って薬の開発でさえ、最後は「ヒト」に試してみなければならない（これも、広義の人体実験である）。脳研究となれば、屍脳しかなく（組織病理学）、それではダイナミックな脳活動とその不全を捉えることはできない。ニュールンベルグ条約やヘルシンキ宣言で、生体脳実験は禁止されている。モニスのロボトミーはそれ以前の業績である。

今も脳機能は未知の部分が多く、サイレント・エリア（何を司っているかわからない領域）が多い。大まかな局在論は確立しているが（言語中枢、記憶中枢、思考中枢など…いずれも脳外傷や脳腫瘍手術などの際得られた知見である）実際の機能は、それらを中心とした結び合わされた神経回路で処理されているので余分なところはないといっていい。生きている脳から脳の一部切除・採取されることが許されているのは脳の器質的な疾病や救急救命時のみである。脳腫瘍・脳出血などである。精神病は「脳病」であると判っていても、切除するターゲット部位はわからないし、切除したら治るというがごとき単純な図式にはなっていない。前述のごとく、人と同じくらい発達した脳をもつ実験動物がいないことが、精神医学が他科に比べて未発達な原因であるし、研究者・学者が煩悶する理由である。我が子に接種したジェンナーや妻に麻酔をかけた華岡青洲の人体実験とは次元が違うのである。精神医学の主対象〝統合失調症や躁うつ病〟などは、明らかに「脳」の病気である。そう考えるひとは、どんな治療法（投薬も精神療法を含め）も「人体実験」性を持っていること、しかし、前頭葉白質切さいや採取は、それとはまた次元の違うアプローチであると承知している。

（資料3）

2）昭和46（1971）年3月17日、石川清氏（当時東大講師）は、精神神経学会理事長、保崎秀夫氏に対して、〈臺氏の実験を「生体実験」と判断する。このような実験が行われ、学会誌に掲載した責任をだれがとるのか〉と5項目の質問と要求を提出するとともに「前理事長臺弘氏を全学会員に告発する」という文書の公開を求めた。翌日にはマスコミへ告発文を流し、朝日新聞が、これを報道している。ゆわゆる「臺人体実験問題のスタートである。問題になった論文は、「臺弘、江副勉：分裂病者脳組織の含水炭素代謝の研究：精神神経誌　Ｖｏｌ・52・２１６・１９５１」である。敗戦後６年、告発時から20年前の研究論文である。昭和22年、岡山大・林道倫教授の呼びかけでできた「精神分裂病の生物学的研究班」のなかでの活気あふれる様子や脳活動のエネルギーである糖代謝の測定の興味などは、臺氏の自著（「誰が風を見たか」Ｐ２６３）に率直に書いてある。この告発問題を担当する委員会ができて以来、臺氏本人は矢面に立ち続け反論している。患者の承認を取っていないことは、誤りであるが、それ以外は、石川氏の無知と、為にする中傷であると反論した。石川氏の主張を認めると、今自分たちのやっている研究や、治療までも、人体実験呼ばわりして、身動きができなくなると、少なからぬひとが危惧したが、２年後の１９７３年、名古屋の学会で、松沢病院の吉田哲雄氏が「臺実験で２名の死」という「新事実」を引っ提げて、糾弾、評議委員会も、総会もそれに流され「臺人体実験」が定着、学会としての反省決議も行われた。その数日後、南雲与志郎氏により、「吉田新事実」の誤りが立証され、南雲氏は、それを理事長、平井富雄氏に送っているが公開されていない。その年7月死亡した共著者、江副勉氏の遺した実験ノートでは、吉田新事実の2名の死亡例は、論文報告後のロボトミーでの出来事であり、その日は、脳組織採取は行われていない…とわかった。これもまた、学会に反映さえていない（臺弘「誰が風を見たか」３０２ｐ）。

（資料3）

3）臺実験とは、当時ロボトミーを盛んにやっていた広瀬貞雄氏（松沢病院・当時）に頼ったものであった。広瀬氏が施行するロボトミーのうち、血管の走行などから見て許可の出たものから、少量の脳組織を採取して、糖代謝を計測するものである。広瀬氏は、採取量は無視していい少量（ネグリジブル・スモール）と臺実験を弁護しているが、非難されているのは、ロボトミーの便乗実験であった事と採取が死亡因となった例（吉田の新事実）と患者の承認を取らなかったことである。承認のなさについては、臺氏は非をすぐに認めているので、争われたのは前二項である。不可解なのは、広瀬氏に対する批判は全く出てこないことである。広瀬氏は松沢病院で最も多く、ロボトミーを行い、死者もだしている。わが国のこの道の権威者である。学会は、「ロボトミーはじめ精神外科の非難・廃止の決議」をしただけで終わったのである。当時は認められていた治療だったこと、便宜を図っただけで実験には関与していなかったからであろうか。昭和22―34年まで松沢病院で行われたロボトミーは405例、うち直接死亡例は10例である（広瀬）。うち、剖検し得たものは3例である。このうちの1例（吉田の新事実になったもの）の剖検記録を読むと、ロボトミーによる直接侵襲・出血に比べて、皮質採取による、出血は取るに足らず、皮質採取が死を招いたとするのは難があるという（南雲与志郎）。南雲氏は、ロボトミーを受けて、後に死亡した21例の剖検例も調べている。ロボトミー刺入口の物質欠損を調べて、皮質採取したものとしないものとの間に差がなかった、死因はもっぱらロボトミーにあったとしているのである。ロボトミーは、前頭部に穴をあけ、膜を切り裂き、脳を露出し、そこから鋭利な小刀を、皮質を超えて刺入し、その先にある、白質を切さいする。どこをどれだけ切ったかは勘による。直視できないからである。

臺の実験の材料は、その手技の前に採取するのである。白質切さいで、どうせ機能不全になる前頭葉なのだから、少し切り取っても許されると考えては間違いである。その後、横井晋氏らのロボトミー患者死後の剖検で、前頭葉は機能を保ち続けていたと報告されている。臺の実験例は、統合失調症の脳の糖代謝を調べる目的であったので、若い患者もいたし、対象例も（精神病質や強迫神経症など）必要で、皮質被採取者数は決して少ないものではない。その後、臺は、実験動物を慢性覚せい剤中毒マウスやラット、猿に移して、統合失調症様「行動」の研究へと移っていく。吉田の新事実が、本当かどうか、皮質採取が死因になったか否は、理念論争ではなく、実証研究で行うべきだが、この実験そのものは、60年ほど前のこととはいえ、今は誰も賛成できないであろう。

東大紛争との関係でいえば、赤煉瓦占拠派は当時行き詰まっており、新たなる実績（?）が必要であったのであろう。教授総辞職も講座制廃止もならず、臺教授だけでも、追いつめて、辞職に持ってゆこうとしたのであろう。学会は長引く総論・理念論議で、参加・結集が悪くなっており、それを打開する必要があった。石川氏によるこの告発は、事実その通りになった。臺氏と石川氏との個人的確執も漏れ伝わってくるが、それは、派生的問題であろう。

この問題の収穫は、この問題の論議を通して、会員の医学倫理意識が高まったことである。これが無ければ、「ニュールンベルグ裁判の人体実験禁止の綱領」や「ヘルシンキ宣言」は会員に広まらなかったであろう。わが国では、精神外科は否定されてしまったが、海外では、過去の反省を踏まえたうえで、技術的改良をくわえて施行されている（「精神を切る手術」 橳島次郎 岩波書店２０１２）。わが国でも濫用あるいは、「懲罰的使用」と非難された電気痙攣療法は、正確な作用機序不詳のまま、日常的に使われている。承認（本人・家族）、麻酔医参加（筋弛緩剤の使用）が、望ましいとなっているが、麻酔医が常在する施設は少なく、精神科医が「代行」しているところが殆どである。

2「生活療法」批判について

金沢学会以後、精神神経学会は、演題発表を取りやめ、「長崎・金沢・徳島」の3学会で提起された問題を深めるシンポジウムに終始する。統一タイトルは「戦後日本の精神医療・医学の再検討―今後の展望をひらくために」であった。その間「生活療法」は終始、批判されてきた。まとまって取り上げられてきたのは、第69回大会（昭和47・6　大阪）のシンポジウムである（座長、森山公夫・原田憲一。シンポジスト、井上正吾・藤沢敏雄・小澤勲　指定討論、功刀弘・西本多美江・野村満）であった。功刀氏は山梨県立病院医師、西本氏は群馬県で精力的な地域ケアをやっていた保健師、野村氏は、いわゆる烏山病院事件の渦中の医師である。このシンポの様子を紹介する。

井上正吾氏は、作業療法の歴史から、説き起こしその有用性を認めつつ、現在の院内の生活療法が「療法」の名に値するか？と反省を迫っている。藤沢氏は、院内生活療法の構成（生活指導、レク、作業療法）を武蔵療養所の歴史から説き起こしている。生活指導（身だしなみ、挨拶、整理整頓など…躾療法とも呼ぶ）のルーツはロボトミー後、意欲減退に陥った患者を何とかしようとする看護努力にあったところと、それに注目した看護総師長や医師たちが取り上げ、レク療法、作業療法の基礎療法と位置付け、レク・作業の成果は生活指導次第とした歴史を語っている。（その後、秋元氏院長就任に伴って、「生活療法」はレク療法と作業療法とされ、「生活指導」は看護とされ、「生活療法」から外されていった）。

しかし、「生活療法へといざなうこと」（松沢病院での吉岡真二氏らの造語である「働きかけ」）は医師の努力として、広く、多くの患者に行われており、今もその生命を失ってはいない。

当時、生活療法の名で、どの病院でも行われていた清掃や炊事手伝い・配膳などは、無償の病院維持保全の使役であり（タバコとか、微少な報酬はあっても）、内心忸怩たる思いで聞いていた会員は多いと思う。筆者も同じであった。従って、藤沢氏の指摘は説得力があったのである。

小澤勲氏は、一転して、「院内生活療法」ではなく「院外生活療法」である「生活臨床」批判を行っている。「生活臨床」批判については、すでに各所で、触れているが、大要は、類型（能動型・受動型）に分けること、再発の引き金になる出来事（生活特徴）に陥らないため、生活を規制すること、そのため、〝患者を手のうちに入れること〟のすべてを非人道的とし、「院内生活療法」の悪弊の拡大再生産と批判している。

生活臨床は、外来で行う生活療法であり、社会生活をしている患者の生活は入院患者のそれと比べて千差万別・多彩である。批判の対象であった病院内の「生活療法」シンポの枠を超えたものである。しかも、小沢氏は、（このシンポとは別な場面ではあるが…）分裂病に対して、試みに「生活臨床」的手法を、自分も使ってみるが、好成績であること、それを恥じているといっている。なぜ恥じるのか？生活療法は適応論に立っているからという。「適応論」というのは、「ベッドの長さに合わせて足を切り揃えるやり方」で、現社会を是として、そこに適応させる技法はインチキということである。小沢氏の「治癒像・社会復帰像」は、自分を縛る社会や家族のくびきを断ち切り、社会の変革者としてのそれである。小沢氏は、その例として、かつて勤務していた精神科小児病棟、の患者の反乱とその後の独立？を挙げている。しかし分裂病（統合失調症）と不登校や引きこもりを一緒に扱うことは無理である。さらに付け加えるなら、小沢氏をはじめ、極左急進派の医師たちは、精神病を「疾患」と認めていない。「その人が自分らしく生きる戦いに挫折したる姿」、「症状」と呼ぶのは、その姿である、としている。「病気」なら、現社会（会社・家庭・仲間…）に適応を図らない病気があるだろうか。適応しやすいように現社会へ働きかけることは当たり前であるが、現社会を打倒・変革する戦士を育てるとは、現状無視の理論倒れと言わざるを得ない。　小澤氏の発言は、「生活臨床」や「訪問活動」などを「批判・攻撃」するためになされている。そしてこのシンポでは、「生活療法」と「生活臨床」を混同し、同一視する誤りを犯している。詳しい「生活臨床批判」は4で述べる

（資料3）

指定討論者の功刀氏は、「生活療法」は1対1で行われるものではなく、患者集団に対して、病棟職員集団が行うものであり、民間病院としてそれを成り立たせるためには、企業体として成立しなければならない。シンポジストの3人とも公的病院に依っている。そこで成果を云々しても、それは自己撞着におちいってしまう。病院を治療社会にして、患者の社会復帰を援助することが、生活療法なのだから、まず、私立病院で実行できるものでなくてはならないという。

同じく指定討論者の西本多美江氏は、医療者が、治療に当たって、人権を守るのは当たり前である。保健師は、受け持ち住民の健康に責任を持っている。医師と違ってうまくいかなかった、経営者とぶつかったからと言って逃げ出せない。村内の患者は、入院させないで治したい。入院は長い経過の一部でしかない。その目的は、社会適応能力の再獲得と患者の帰る場の調整である。しかるに、病院の医師は帰っていく場について何も知らないし保健師と提携もしない。地域での治療はいかなる入院治療よりまさる。もっと連携を望む。「生活臨床」を使っているのは、地域で患者を支えるための戦略として今のところ一番いいからである。もっといい、やり方があるなら、そっちに乗り換える、それが住民に責任取る保健師の立場であると手厳しい主張を行っている。

野村満氏は、烏山病院の生活指導棟（ＥＦ２）での経験を語っている。烏山病院は病院全体で生活療法に取り組み、〝良い〟病院の代表とされていた。病棟も、治療病棟―生活指導病棟―作業病棟―社会復帰病棟と機能別に分けられており、入院した患者もこの順にステップアップし退院する体系ができていた。当時、賞賛されていたグリーンブラッド方式を地で行くものであった。ＥＦ２病棟とは、この流れからの落ちこぼれ、ズリ落ち患者の病棟だという。烏山病院で体系化され、使われていた生活療法についての画一性、管理性の誤りを、野村氏は詳細に語っている。それは程度の差はあれ、どの病院でも模倣されていた。烏山病院ではあまりに体系だっていたために、かえって個々人の患者の自発性、意欲を削いでいると野村氏は主張している。そして松島・野村医師は、このＥＦ２病棟では、烏山病院の生活指導の理念、管理、規則をすべて取り外してしまう。その結果、患者は生き生きと自己主張しだして、退院者も出るようになった（この病棟から直接退院させた）。このことを以て烏山病院の「生活療法」体系を批判している。一理あるともいえる。患者自治会に、大幅な権限を与え、矜持を鼓舞した時、いかなる変化が起こるかについては、著者も経験しており（『治療的病棟とはなにか』『地図は現地ではない』萌文社、１９９１、Ｐ96―）、また古くから報告もあるからである。

それは、１９５６からシカゴ州立病院で行われた「慢性不潔病棟の積極的治療計画」（ラルフ・Ｗ・ウエイドソンら）である。それは岡田靖雄氏が訳出して「これからの精神病院」シリーズ４（１９６４、松沢病院医局資料として合本）として全国紹介したものである。慢性・不潔・垂れ流し、吹き溜まり病棟の改善計画である。概略は以下のとおりである。

行われた改革は、「勤務者は、自分の意見を、他の人や、患者グループミーティングでいってよい」「患者グループ集会は病棟内活動の管理に参加できる」の二つだけである。患者集会に、病棟管理や生活の在り方を決める権限を与えたのである。それぞれの患者の自尊心を回復し、当然の権利をもった人間として受け入れられることを狙ったと言えよう。その成果は、めざましいもので、たちまち、不潔、垂れ流しは、消失し、病棟から離れる権利、退院を決めることもできるようになった。このことは、職員の見方も変えた。その間、電気ショックやインシュリンショックは一度も行われず、抗精神病薬はむしろ減ってきたという。筆者の試みもこれに触発されたものであった。

野村氏らの試みはこれに近いものと推察されるが、シカゴでの研究が成果検定者を置いた、病院全体承認の試みだったのに反して、ＥＦ２病棟での試みは、病院の合意を得ないものであった。いわば院内に独立国をつくって同意を得ず実践してしまったのが大きな違いである。したがって解雇問題に発展したが「生活療法の質の論議」としては間違っていなかったと考えられる。野村氏が批判している烏山病院の組織だった「生活療法」は当時どこでも目標にされていたが、現在はもっと、個別的に行われ、患者の自尊心や権利が当然視されているが、得てして、いまも集団的、非個性的に流れやすい。コストパフォーマンスが優先するからである。

このように「生活療法」の問題は、患者に対する虐待や暴行といった、いわゆる「悪徳病院」の問題だけではなく、精神科病院そのものの存在と切り離しては考えられない。この学会、この議論に関係している人は、そういう「生活療法」をやっている精神科病院から糧を得ていたのであり、好むと好まざるとにかかわらず、生活療法論議から逃げることはできないのである。薬物療法の限界は、すでに1970年代には明らかであり、それは「生活療法の復権」（臺弘）やSSTやACTやアウトリーチと、それを支える「リカバリー概念」へ繋がっていくのである。現在の統合失調症に対する最良のアプローチは、リカバリー状態の継続のための、患者の生活の現場での支援と矜持の尊重である。それは、生活臨床の目指した「戦略」そのものである。

現況は、画一的生活療法批判どころか、入院期間の短縮を狙って、「生活療法」も行われず、超長期入院者に対してマンネリ化した「生活寮法」が行われているに過ぎないという、一層悲惨な入院「治療」になりつつある。

3　「精神病院」問題について

学会紛争は、大学の講座制批判に端を発しているのであるが実は本当の問題は「精神科病院」問題であったといえる。なぜなら、精神病医療の現場は、入院も外来も精神科病院であったからである。しかも、そのほとんどが私立病院であった。それは、現在も変わっていないのであるが、当時は外来や入院中心で、多職種参加型の治療など実験の段階にしか過ぎなかった。大学教授は退官後大きな病院の院長となり、医局員の就職先もまた多く精神科病院であった。そこでは、いくら治療を頑張っても限度があった。退院させた患者は、すぐに再発して戻ってくる、それをくり返していると、家族が疲弊して退院を拒否し、あるいは家族崩壊し、退院できない患者が院内に沈殿して来る。在院患者は超長期入院者と短期に入退院を繰り返す患者（いわゆる「回転ドア現象」）に二分され、病院機能の行き詰まりを来していた。中井久夫氏は、「精神病院は出来の悪いダムと同じ、沈殿して来る土砂で年々、貯水量は減ってくる」と言っている。そういう状況は、医師をはじめ職員の士気を落としていった。そこでは、その病院流の治療文化が跋扈し、他の批判を許さない風潮がうまれた。それでも自己流の院内医療改革に走るうちはまだいい。次第にそれも諦め、他の興味（研究・医師会活動など）に走るのが常であった。患者のニード（多少、病気は残っても、社会人として生きたい）は、わかっていても精神科病院という構造からは、それを直接支援するアクションや原資は出てこなかった。その原因の最大なものは精神科医療費の低さである。当時日当円は、内科の1／3以下であった。それでも精神科病院経営が成り立ったのは、すでに各所で触れているように「医療法特例」があったからである。一般科では、医師一人が担当できる患者数は16人であったが、精神科病院では48人であった。もっとも患者さんと心通わせなければならない分野で逆な仕打ちであった。これは、医師だけでなく看護基準にも言えた。一般科より、劣った看護師基準であり、中には基準を満たさない（類なし看護）も黙認されていた。その中でも、精神科病院経営を成立させるためには、初期投資を抑え、人件費率を抑えなくてはならなかった。多くの精神科病院が僻地にあるのは、自然環境の豊かさを求めてではない。初期投資（土地代）が安かったからである。人件費抑制のために、健全な労働組合を許さず、弾圧・解散へと走らせた。総合病院や都立病院の精神科病棟が、次々と閉鎖されていったのも同じ理由である。

もう一つの（最大の）理由は、「精神科病院の存在」そのものにある。患者側からすれば、ほかに選択肢がないのである。精神科病院に入院する患者、通ってくる患者を病院は診ている。向こうから来て、お礼を言って、金を払ってゆくのである。そこでは、病院（医師）のコトバが絶対であり、「いい悪い」から始まって、患者の生活・人生のすべての判断をしてしまう。しかも、医師たちは、家庭訪問一つしていないので、その患者の実際の生活、苦しみ、家族との軋轢などの、本当の実態を知らないのである。「存在は意識を決定してしまう」。精神病院に長く勤めれば勤めるほど浸み込んでくる「病院中心思考」から、逃れられないのである。それは、これだけは医師の聖域！と思っている病状判断にも及んでいる。

学会紛争の中で、様々な病院告発、批判がなされるが、悪徳病院と言われた病院も、良い病院も、告発者が所属している病院も、五十歩百歩、上記した観点から言えば、質的な差ではなく、量的な差である。病院告発も、この構造から派生して来る極端な現象に終始し、上記した基本的な欠点（低医療費と選択肢のなさ）に論及していない。むしろ選択肢の萌芽ともいうべき「地域医療」やその展開の「戦略的な試み」である「生活臨床」を「地域保安処分」として断罪している。自分たちが、今乗っている船（精神科病院）の構造分析はしても、行く先、航路の分析を欠いた、著しく不全なものであった。

以下、学会紛争のなかで「精神病院問題」として括られている問題を分析する。

批判された精神病院は数多いがいくつかの類型に分けることができる。

1　院内の劣悪な処遇を内部告発されたもの　「あやめ病院」など
2　ロボトミーを未だ行っているとして告発されたところ　北全病院など
3　（何らかの目的があって）告発されたもの　吉田病院など
4　院内生活療法批判を巡って告発されたところ　烏山病院など
5　学会とは関係なくマスコミの告発があったもの　碧水荘など。宇都宮病院事件もこれに入る。どの項の病院医師も皆、日本精神神経学会員であった。

学会には「精神病院委員会」ができており、学会へ告発された病院へは、学会が実情調査に入るのが常であった。それは、学会の自浄努力のごとく見えて実は逆であった。

関係官庁と協働でやるのならともかく、被告発病院の反発を買うだけで、改善にはほとんど繋がらなかった。そして、告発に会わぬよう各病院は警戒し、うわべだけの改善をはかった。「ルポ精神病院」

（資料3）

（大熊一夫）の舞台になった碧水荘でいえば、素早く病院名を変え、建物を美しくした（そして差額徴収を導入した）。臺人体実験問題のさなかの北全病院は、ロボトミー、精神外科反対の気運を高める絶好の告発であり、唯一効があった告発であったが、その時点でロボトミーは治療としては無意味と判っており、行っている病院はほとんどなく、絶滅危惧種的発見といえた。3は極左・急進派が、ことを有利にするため狙いをつけたとしか言いようのない告発である。それは、極左・急進派を批判する勢力が拠る病院（急進派のいう民青・日共）や、その地の象徴的な病院であった。そのやり方は、入院患者を退院させ、あるいは外泊させて返さず地域で支えながら院内の処遇の酷さを告発させるというものである。必然的に起きる病院との軋轢をみこし、病院へデモをかける、誹謗中傷のビラを撒き学会での「精神科病院批判を実証して見せる」「治癒像とは現状改革者になること…のモデルづくり」を示そうというものである。その間極左・急進派は、その患者を地域で支え続けるのである。それこそ批判し続けている「コミュニティ・ケア」の本道を自ら続けている。その自己撞着に気付いていない。4は烏山病院事件が一番わかりやすい。既に述べたように烏山病院は院内「生活療法」のモデル病院であった。そこで働く医師や職員にとっても誇りであったであろう。そのモデルに反した実践は、これもすでに述べたように「生活療法論議」からすれば価値あるものであったといえる。それを、院内の同意を得て実施していたらさぞかし…の結果が出て、また別の展開となったであろう。「生活療法」のレベルに基づいて病棟編成をし、段階を踏んで、退院は社会復帰病棟から行うという構造は、画一的であり過ぎたからである。野村氏らは、その構造・段階化を院内の同意なく破棄した。批判されるや「生活療法」のルーツを

（資料３）

ロボトミー施行者の介護であったと浅薄な反論をしている。入院患者に「開放感と裁量権を持たせれば別な生活療法が展開できる」と主張すべきであった。戦いは、学会、院外の支援者や市民運動へと持ち込まれ「鳥は空に、魚は水に、人は社会に」という、美しいスローガンとなって広まったが、それを幾ら唱えても現状の改革にはならなかった。（臺は、「鳥は飛べるように、魚は泳げるようにが、人は暮らせるように」するのが生活療法である…と言っている　自伝「誰が風を見たか」）。結末は、病院全体の方針に従わなかったとして処分されている。東大・京大の急進派と同調行動をとったため、全面否定されがちであったが、惜しい「（反逆）実験」であったといえる。学会から批判されても烏山病院は揺るぎもしなかっただけではなく、この事件は、学会内の良心的「精神科病院協会員」の支持（烏山病院院長は、学会理事の竹村堅二氏であった）を失い、学会と精神科病院協会との協力・協働を妨げることとなった。このことのその後の精神医療界に与えた不利益は測りきれない。「ルポ精神病院」が社会に与えた衝撃は大きい。精神科病院関係者にとっても同じであった。それは、「碧水荘」は特別…ではない、皆我が病院も同じと思ったからである。経営者だけが悪いのではなく医師や職員も同類と思ったからである。宇都宮精神病院事件の報道は、もっと衝撃的であった。死者が出ただけではなく、そこが、いわゆる「悪徳病院」であることは、関係者は誰でも知っていたからである。各病院の満床率が下がる、人手不足のなか、扱いにくい患者は忌避するという風潮の中、すぐに入院要請に応えてくれる病院として首都圏では、よく知られていた。地元の県議会ともパイプが強く、院長は東大精神科教室と深くつながっていることは、知る人ぞ知る！であった。臨床講義用の患者を手配したり、医局員のパート先を引き受けたりしている。こういった関係は、どの大学でも当たり前のことであったが、報道されてみて自分たちの医局と関連病院の関係と、質的な差がないことに気がつくのは、「ルポ・精神病院」(大熊一夫)の時と同じであった。

ほとんどの精神科医が大学にいるか、精神科病院にいるかの時代である。大学にいる医師もやがて病院に行く。ほかに選択肢が考えられなかった時代、良い病院づくりに励んだ。しかし、閉鎖性がつよく、独自な治療文化をつくり、それを金科玉条とし、近くに在る他院との交流もないため独善的になり、突きつけられるまで、我が病院はいい病院、まだましな病院という認識が固まっていったということになる。

「多少、症状は残っていても、地域で生活することを援助する」「入院は、必要な時、短いものとし、社会にとどめ置く技術・サポート・システムを構築する」という「生活臨床の戦略」からすれば、全開放病棟も含め、〝良い〟病院をつくる必要はなく、必要なのは、患者の社会生活を援助してくれる多職種、近隣者の参加であり、再発に資する技術習得であり、いつでも、気軽に受診でき、投薬が可能な〝かかりつけ医〟的診療所であった。

生活支援技術がまだ、未完の内に、フィールド展開を行い、手法の検証と錬磨を行い、保健師による頻回な家庭訪問、家族会の結成、医療費無料化闘争、精神科診療所開設を展開した生活臨床派のパイロットスタデイは、早くから、その先に脱施設化を睨んでいたと言えよう。

4 「生活臨床」「地域医療」批判について

生活臨床批判は、「2 生活療法」でも触れたが、改めてここに「反論」をまとめておく。

極左・急進派による「生活臨床」批判は主に二分される。一つは保健師と組んで地域を支配するのは「地域保安処分」であり、国家権力に屈するものという批判である。もう一つは「生活臨床技術（特に発表された二つの主論文を対象に）」を、「生活療法」として批判するものである。

保健師と協働するのは、地域保安処分であるという批判は、極左・急進派の多くが、生活臨床の実際を知らず、信ずる「精神病観」から発している。「精神病」は、病気ではなく、自己実現を図ろうとして「挫折」した姿である」（前出「国家と狂気」より）という定義に立っていたのであるから、社会の不条理と闘おうとする「患者とよばれる」人を、うまく管理し反乱させないようコントロールする輩・技法…となるのである。保健師は病気であると考えているから、悪化しないよう、いろいろと働きかけたに過ぎない。生活臨床は保健師と組んだだけではなく、家族や他科医師やＰＳＷとも組んでいる。組んだ保健師は、自治体の保健師であって中央官庁の官僚ではない。自治体労働者は、言うまでもなく二面性を持っている。上からの施策を行うと同時に、住民の要求を汲み取って上に背いても住民の利益を守ろうとする。後者は、住民との距離が近いほど（小自治体ほど）熾烈である。何とか悪化させまい、入院させまいとする。なぜなら入院こそ、自己実現を最も阻むものであると知っているからである。それは、精神病だけでなく身体病（典型的には結核）でも同じであった。

保健師を地域保安処分執行者と決めつけることは、地域で患者を支えようとする人たちにとって後ろから切られたようなものである。保健師にとっても、物好きでやっているのではなく、昭和40年の精神衛生法改正によって、「保健所は地域精神衛生活動の第一線機関」と位置付けられている。しかし、医師たちの理解と協力が得られず、苦戦続きだったので一層である。事実、この学会紛争の間に保健師の精神保健活動は伸び悩み、専門保健師（精神）制が導入されている。

これは後日談であるが、地域精神医学会を壊した張本人である野田正彰氏らが働いていた長浜日赤の精神科は、地域医療展開を保健師らと繰り広げている。また、島成郎氏は、沖縄に渡って、保健師と組んで久米島で地域医療を展開し大きな成果を挙げ、現状での限界と抱える危険性を指摘、それを成書として発表、高い評価を受けている（「精神医療のひとつの試み」、批判社、1982年）。これらは、「地域で患者を支えること」に目覚めたと好意的に捉えたいが、その寸前まで「地域保安処分」と決めつけ「地域活動」を敵視・批判していただけに、戸惑いを誰もが感じた。

「生活療法」としての「生活臨床」批判は、すでに2「生活療法」のところでも触れている。「生活臨床」は「入院の生活療法」とは別で、地域生活を睨んだ外来の治療法である。扱う生活は、社会生活である。同じ「生活」という言葉であるが、社会生活でのそれは、複雑多岐で、かつ刻々変化する。その社会生活のどこを抑え、どこを助長するかは、臨床家たちが経験則に基づいてやってきたことである。しかし、それは極めて常識的な段階論や教育学からの借用であり、その医師のみの「芸」に終わっていた。群馬大学の「再発防止研究」の対象となった140例の分裂病者はその後、江熊らによって、どんなタイプの患者が、どんなことに遭遇したとき「再発したか」が綿密に調べられた。その結果をもとに、再発防止のための戦略・戦術の試作品ができあがり、それに基づいて外来で、地域でこれまで診てきた患者に試され修正が加えられていった。それは「精神分裂病者の社会生活における特性―精神分裂病の生活臨床第一報」（加藤友之、田島昭、湯浅修一、江熊要一・「精神経誌」68巻、1076―1088、1966年、理論編）、「社会生活の中での分裂病に対する働きかけ―職業生活場面を中心として、分裂病の生活臨床第二報」（田島昭、加藤友之、湯浅修一、江熊要一・「精神経誌」69巻、328―351、1967、実践編）として発表された。実践編が絶えず先にあり、理論編は後でできたが発表は逆であった。実践編は絶えず変化しており、それに従って、理論編も変化するという関係にあった。再発のトリガーとなる出来事（生活特徴）は、理論編では、出来事に対する「対処傾向の拙さ」となっているが、後に「イロ」「カネ」「メイヨ」と改められた。この二論文の持つ不用意な言葉遣いが、まず感覚的に反発を買ったのは事実である。しかし、それにこだわるなら精神分析の用語（性器期や前性器期など）も同じであろう。生活臨床は正常人に付きまとう「欲望」そのものを、ストレートにキーワードにしたため忌避されたのである。再発の要因にそういう言葉を使うのは、患者を一段下に観て貶めるものであると。しかし、生活臨床に対する批判の本道は、言葉遣いではない。

生活臨床は患者を「能動型」「受動型」に二分する。能動型は約7割おり、生活の拡大をはかり、なかなか安定しなく予後が悪い。受動型は3割で、自ら生活枠を広げることなく、安定しやすく予後がよい…とす。分けるのは、働きかけの戦略が違うからである。問題は、能動型で、なかなか指導の「手の

（資料3）

内に入り」難く再発を繰り返し、再発に学ぶことができない。再発はその人がこだわっている人生の価値観（欲望）に触れるものに出会ったとき、それが成就しないと起こる。それが「イロ、カネ、メイヨ」である。例えば恋愛や見合い（イロ）をきっかけに再発する人は、それ以外（カネ、メイヨ）では、決して再発しないので、予測が可能である。従ってすべての生活変化をマークし、規制する必要がないのである。生活ぶりをよく見ていなくてはならないので、この技法をうまく使えるひとは、患者の身近にいるケアテイカー（家族も含め）ということになる。

少し詳しく生活臨床を紹介したのは、主な批判は、この能動型・受動型に二分することや、能動型を「手の内に入れる」といった傲慢さ？に対してだったからである。まるで捕虜収容所の分別管理手口のごとし、と言わんばかりであった。しかし、生活臨床の研究法は演繹法ではなく、帰納法であったので、得られた事実がそうなのであるから仕方がない。モットーは「過ちを改めるに憚るなかれ！」であった。そしてこの対象例の予後はその後30年余間追跡され報告されている（小川、渡会、宮、中澤らによる一連の長期予後調査）。

批判のうち、最も本質的なものは、再三出てくる、生活臨床は適応論に過ぎないというものであった（小澤）。小澤氏は、この矛盾に満ちた社会に何とか適応させる術は、治療ではないという。そして生活臨床は、この社会に適応させる一番うまいやり方だという。「適応論」とは、人の足に合わせてベッドを作るのではなく、ベッドに合わせて足を切り揃えるやり方だと批判し、それは治療でも社会復帰でもないという。そこに、小澤氏が拠っていた「精神病観」がよく表れている。疾患を否定している彼の社会復帰（治癒像）は、自分たちを阻害する社会と闘う変革者として、バリケードの中に戻っていくことなのであろう。

「生活臨床学派」は、この世の生きにくさ、理不尽さを認めるが、この世の改善を待っているわけにはいかない。どんな形でもまず、社会適応してもらわなければ、働きかけができない。能動型は、容易に再発し再入院となってしまう。適応論議どころではない、長期入院者を医者が創ってどうするのか‼「適応論でなぜ悪い、先ず適応しなければ更なる進歩も変革もあったものではない」と反論している。小澤氏の論は、小児精神医学の臨床の中で裏付けられたと主張しているが、分裂病治療の中では苦戦しているらしく、使ってみると「生活臨床技法」は意外に有効で、自分は上手い使い手であるとも発言もしているが、理念的に許せないと譲らない。統合失調症治療には決め手なく、誰も良き「折衷主義」を余儀なくされていたのである。

現在のわが国の診療所の発展、他職種参加の地域生活支援のネットワークの発展、北欧にまで及んでいる脱施設化をひくまでもなく、「生活臨床は、地域で患者を支援する」戦略のわが国での「さきがけ」であったこと、それに対する当時の批判の偏狭さがよくわかる。「生活臨床」こそ、学会紛争当時の、真の「反精神医学」であったのである。

（資料3）

5　紛争の全国化（群馬大精神科を例に）

精神神経学会での混乱が、精神科関連学会に波及していったこと、その例として、「地域精神医学会」

について、述べた。金沢学会で、提起されたことは、必然的に、各大学、精神科医局に波及した。多くの大学で、医師連合の結成が試みられ、「小」金沢学会の様相を呈し、多くの教室は、医師連合の主張や動きに妥協・協調せざるをえなかった。ここでは、青医連や医師連合に屈服しなかった数少ない大学の一つ、群馬大学精神科を例にその顛末を見てみよう。

1

群馬大学医学部は、戦前の「前橋医専」からスタートし、戦後、学制改革で、前橋医大を経て、群馬大学医学部にとなった、当時とすれば、歴史の浅い医学部であった。精神科初代教授（稲見好寿氏）以下、教授陣はほとんど東大医学部卒であった。戦前から在った精神科病院は「厩橋病院」（前橋市江木町）だけである。院長は、呉秀三先生の弟子、前田忠重先生、病棟は「ロ」字型（旧松沢病院と同じである）、そして「江木行き」は「松沢行き」と同義であった。しかし、運営主体の積善会は、前橋市内の寺連合であり、仏教の慈善事業の一つであったため、院長の人柄もあって、その後、各地で出現した、利益追求型に陥らなかった。大学との人事交流も盛んであった。

群馬大学を例として取り上げたのは、著者が在籍しており（昭和38―54年）、紛争当時は医局長として、学内紛争の矢面に立っていた事、金沢学会以後、精神神経学会の運営の中心を担った人、糾弾をうけた当事者が何人もいた（臺弘前教授、横井教授、江熊助教授など）ことであり、第3章で述べた如く、批判されたテーマ「生活療法」「生活臨床」「地域精神医学」の先進県であったからである。精神衛生法改正前から、保健師らとの学習会やケース検討が行われていた。学会紛争当時は、いわゆる〝群馬詣で〟と言われるほど見学研修者が訪れ、地域精神医学会の事務局も群大精神科内にあった。キャッチメントエリアを持った精神科診療所、日常的な保健師の訪問指導、家族会＋患者会の自主的活動、行政の支援、大学精神科の支援という、地域精神医療の基本的ネットワークができ上がっていたのである。このネットワークの威力は素晴らしく、どの町村でも退院者が増え、入院者が減っていった。境町では1973当時入院病床万対26床（群馬県）を万対14床で抑えており、東村では統合失調症入院は減少しつづけ、万対12床になった。入院者を詳しく、検討してみると、超長期入院（受け入れ先のない）万対3床は不変で、これを除けば、いまのネットワークが機能している限り、必要入院ベッドは人口万対5床ですむ、と推定している。これは奇しくも現在の世界の精神医療の目標と同じである。

大学全体として、民主的気運が高かった。労働組合は教職員や医師も加入でき、医学部支部では、しばしば医師が労組の委員長を務めていた。

2

最初の変化は、昭和42年卒の入局であった。青医連を名乗り、7名が入局、医局会議での異義申し立ては、鋭いものがあった。ついで43卒は、6名。学生時代はそれぞれ、違うセクトに属し対立しあっていた（中核派、革マル、民青）。それでも、新人教育や医局会議には出席していたが、浦田重次郎氏（中核）、黒川洋治氏（革マル）らは蠢動を止めなかった。S46年ころより、医学部学生自治会は全国精医研との同一行動をとりはじめ「精神科医局解体」を叫びだした。タテカンが林立し、アジビラが撒かれ、S48・1、関西精医連の応援を得て、精神科病棟内に乱入した（ビラまきをおこなっただけ！と称しているが多くの患者が悪化した）。同じ日、京大内で開かれていた精神神経科学会の会合に出ていた江熊要一氏は、傍聴者に取り巻かれ軟禁状態にあっている。学会では臺人体実験に端を発し、他の人体実験の告発が行われた。その中の一つが江熊人体実験問題であった。初代教授時代に行われた「実験的脳炎」に関する論文は、群大精医連をうたう、進藤隆、木村哲夫氏らより、精神神経学会人体実験委員会に提訴され、委員会は群大所属の評議員（横井晋・中澤正夫）の召喚？を求めている。これが、精神神経学会で大学講座制の悪弊の代表とされ、横井・中澤両評議員が非難・喚問をうけた「群大の入局拒否事件」である。

以後、毎週の医局会議ごとに学生が押し寄せ、それを押し返すのが恒例となっていた。医局内は、「犯罪なら司直が裁くべきで、学問でのことは、学術調査でケリをつけるべき！」で一致していた。江熊宅への夜中の無言電話は執拗、悪質で、休養もままならずへとへとになっていた。学生自治会が発行したビラ「精神科医局解体のために」には精神科の各医局員の名前・住所・電話番号・車の車種とナンバー・通常の日課表が書いてあり、その上、精医研に絶対なびかぬもの、親和性を持つ者、動揺しているものなど印が付いており、「ＫＣＩＡ」並の調査であり恐るべき正確さであった。終始、付け回された江熊は休養を余儀なくされた。

その江熊は、最も気の休まる境町（生活臨床フィールドの一つ）の出張診療中の、昭和48年12月、不整脈に襲われ、その場でとられた心電図をもとに、そのまま第二内科に入院となっている。翌49・1、入院中、精神科医局員同士の結婚式への出席を許されて、メイン・スピーチ中、急性心筋梗塞で即死した。精神科の戦いは他の医局の医師や教職員組合の強い支持を受けていたので、誰もが、これは戦死だ！と感じた。それは、そのまま医学部全体のものとなって、助教授にしては、異例の「学部葬」となった。江熊と同じ医専一期生の医師を中心に同窓会がまとまり、学生が葬儀場を襲撃するという報に、医局内が完全にまとまった。精神科医局会議は、すでに上記の進藤・木村氏らの入局拒否を決めていた。破壊打倒すべき医局に入局するなんて、論理矛盾も甚だしいからである。ところが、葬儀後、かれらは、動揺していた教授（横井晋氏）宅を夜、訪れて、卑劣な取引を持ち掛けたのである。「私たちを入局させてください。赤（日共派）を抑える、お役に立てると思います」と。翌朝、それを聞かされた後任助教授の前田進氏は烈火のごとく怒った、そんなことを許したら、どうして江熊さんの霊前に立てるのです！と。学内には群馬大所属ではない、過激派がかなり寝泊まりをしているという状況が、職員組合からよせられていた。

3　精医連の消失と学内民主化の渦

江熊の葬儀後、江熊の同級生たちの強い要望で、学内で「江熊先生の功績」と題する「講演会」が、もたれた。講演者は、東大を停年退職したばかりの、前教授、臺弘氏である。もちろん精医連や学生自治会からの強い反発があった。医局にも、東京の「公安」と称するところから二度にわたって、中

（資料3）

止要請が来た。三つの軍団が群馬へ押し寄せる情報が来ている…と。精神科医局や同窓会、病院労組は、しっかりそれに備えていた。臺先生のボデーガードは勿論、大学労組の青年部や地区労組の青年部にも協力を仰いだ。かれらは押し掛けてきたが、入口で跳ね返され一歩も会場に入ることはできなかった。精神科医局はほっとしたが、勢いづいたのは労組員で、講演会成功の顛末を知らせるビラを奪い取った精医連メンバーを囲み吊し上げるという力の逆転が随所にみられ、精医連は以来鳴りを潜めてしまった。入局拒否されたた学生は、同類仲間が就職している病院へと散っていった。この顛末は極めて印象的であった。彼らが拠ったのは、鋭い論理性ではなかったからである。暴力・威嚇をチラつかせて、論理性を増幅し従わせていたに過ぎなかった。その証拠にもっと強い「力」を示すと腰砕けになったからである。より強い力を見せつけることを止め、より鋭い論理を柔軟に展開して解決への道を探った東大教室派の苦労と忍耐が偲ばれた。かくして、群馬大精神科は名古屋大などと並んで極左・急進派に屈しない数少ない大学となった。

学内が平穏になると、急速に民主化運動が盛り上がってきた。医学部の講座制の弊害は誰に言われなくても、どの医局でも同じであった。解体ではなく改善する要求はどこでも熾烈であった。精神科では、臺教授時代から、教授が持っている人事権は助教授・講師任命に限られていた。それ以外は人事委員会が握っており、関連病院への出張もここが握っていた。賃金委員会は、派遣医の賃金交渉を担当し、両委員会で医局員の平等・公平を保障していた。また、研究テーマの自由も保障されていた。教授に権力を集中しなければ、医局はそれなりに、プラグマチックながら、うまく機能していたのである。講座制解体を言う前に権力の教授集中を避ける工夫をするべきであろう（東大闘争の縺れは、〝雲上会議〟の後遺症という人もある…筆者注）。群大の他医局の改善点も、教授による人事や研究テーマの教授一極集中の打破に向けられた。助手会や助教授・講師会が次々と結成され、民主化に係るいろいろな委員会が雨後の竹の子の様にでき、乱立する委員会を整理する委員会までできた。臨床助手会による外来診療順法スト（定刻に昼食をとる）が教職員組合に呼応して行われるなどして、いろいろな成果があがったが、二つだけ紹介しておこう。学長選挙への全教職員の参加（一次選挙、二次は教官による選挙）、医学部教授選への参加（第一次選は教授4名、非教授4名からなる選考委員会が、候補者を2―3名まで絞る）。第二次選は、教授による投票である。精医連との戦いが残した最大の成果であった。

現在は、その成果は雲散霧消している。それは、国立大学が独立行政法人化され、教授をはじめ、すべての人事権は学長に移り、予算配分も収益の上がるところ優先となっている。新自由主義が大学内を闊歩しているといえる。「大学の自治」「学の独立」をなし崩しにする道を拓いた「急進派」たちの責任は大きいと言わねばならない。

6 「金沢学会」についての「精神神経学会」のその後の総括

1 20年目の回顧（1989）

（資料3）

平成2年5月、奇しくも20年前と同じ金沢で開かれた総会（山口成良会長）では、島薗安雄氏の「我が国の精神医療と日本精神神経学会」と題する特別講演と特別シンポジウム「金沢総会以降20年を振り返って」が開かれた。島薗氏は、金沢学会について、ひたすら「お詫び」するにとどまり、その後の会員数の伸びの鈍化を指摘している。シンポでは臨床の場に身を置いた小沢勲氏の地に足が地に着いた発言が目立つ。保健師やＣＷからの批判を採り入れて、生活の場での支援を強調している。上ずった疾患否定論、地域医療否定論は影を潜め〝鮮やかな〟変身をさわやかに述べている。暫定理事会長を担った保崎秀夫氏は「厚生省も、医師会も、精神病院協会も我々を無視し、敬遠し、門前払いこそなかったが聞くだけで、同情される始末であった。会員も徐々に離れ、他の学会やクローズドのグループで発表し、総会はトラブルの見物に出てきているのでは？と思った」と述べている。平井富雄氏は理事長在任中（昭和48―52）の学会崩壊の危機についてのべている。なかでも長浜日赤と岩倉病院との抗争や、理事会が毎回、オブザーバーに妨害され、内ゲバ状態になったこと、そのため昭和51年大会が寸前で中止になったこと、動いているのは編集委員会のみになった危機を述べている。20年たった現在、これまでの足らざるとことを総括し、新たなる戦いをと述べているのは、なお東大精神科医師連合として、赤煉瓦病棟にいた富田三樹生氏のみである。特に宇都宮病院事件と教室派とのつながりを強調している。

昭和53（１９７８）―60年まで理事長を務めた森温理氏は、学会の混乱に加えて学会の財政が極度に逼迫し、理事会開催は年2回止まり、編集委員会以外の委員会活動は実質的に停止しており……とまず述べている。財政的に身動きが付かぬ危機が続いていたのである。昭和53年度より学会費が３０００円上がり、８０００円となっている。そのなかで、「精神科治療指針」から「精神外科」削除や通信・面会の自由などの学会決議を厚生省に要望している。一方、全国精神科実態調査に反対し、会員に非協力

（資料3）

を訴えるという迷走ぶりであった。家族会は、真の実態調査を望んでいたのである。昭和58年に「宇都宮病院事件」がマスコミに報道され、以後、学会としての調査や基本的見解を発表している。宇都宮病院事件はますます社会問題化し、国際調査団が来日した。それを受けて厚生省は「精神衛生法改正」を企画、それに対して学会として十分な対応ができなかった。この時点で「精神科卒後教育に関する委員会設置の要望」が厚生省に出されている。長崎・金沢学会の認定医問題から20年たって再び学会側から持ち出されたのである。森氏は、一般演題の応募数も増えては来ているが「会員数を含めた学会のスケールから言えば、総会への出席数も演題数も同規模の、あるいはもっと小さな学会と比較しても少ない。また学問的内容についても必ずしも満足できるものばかりではない。金沢学会以降の状況を知る人が学会に背を向けたことは、事実であり、外部からの学会への信頼が揺らいだことも事実であろう」と結び、五つの「考えたこと」を表にしている。それは、①開かれた形の学会を存続させること、②自由な学術発表の場を確保すること、③総会のシンボルとして会長講演を復活させること、④会員の総会への参加を呼び掛けること、⑤国際交流を盛んにすること、である。

このシンポジウムの指定討論者の大越功氏（洛南病院）は、金沢学会を全面肯定し、画期的な変革であったのだから島薗安雄氏は詫びることはないとしているが、後半では、精神医療の貧困の基礎には、「医療法特例」があり、その下部構造には低医療費がある。そこを是正しないと、築き上げてきた理念は実践できない…という。また、自らの実践の場を「地域精神医療」に置くと宣言し、一向に変わろうとしない病院の収容性を批判している。金沢学会以後「地域保安処分」として、あれほど批判していた

地域医療の推進派に変身しているのである。変身の理由は書いていない。苦しい変身だったのであろうか⁉

2　40年目の回顧

２００９年、第１０５回総会でも、金沢総会記念講演（金沢総会40年をふり返って―将来への展望、山口成良）が行われている（「精神神経」１１１巻8号、９８４頁―、掲載）。山口氏はなんといっても大きいのは１９９７年（平成９年）学会基本理念を定め、それを学会誌の毎号に掲載されることになったことを挙げている。その内容は、①　会員は、常に倫理的配慮のもと、精神医学と神経学の発展に寄与しなければならない②会員は、患者の人権を尊重し、精神・身体・社会・倫理の各面を総合的に考慮して精神保健・医療・福祉の質的向上に貢献しなければならない。③会員は、学会を民主的に運営し、会員相互の研鑽・点検の機能を果たさなければならない（前文がついているがそこでは金沢学会を評価している部分があり矛盾している）。

平成9年にして、やっとイロハのイが確認されたというのが「大きい」とは、後世の人にとっては理解に苦しむことであろう。山口氏は20周年目のまとめでも、金沢学会の成果として、小沢氏らによって学会が製薬資本と断絶したことを挙げていた。この程度のことを「理事会としてまとめること」がいかに大変だったかを示していよう。

次いで氏は、今日の専門医制度につながる「精神科卒前・卒後教育に関する委員会」の設置

（1987）と「学会認定医制に関する答申」（山内俊雄委員長　1994）挙げている。1968年長崎学会での「学会認定提案」以来、実に26年目である。これは2005から始まった学会認定医へとつながった。氏は、三つ目として、2002年第12回WPT（世界精神医学会）の開催（横浜）を挙げている。それまでも日本開催の打診があったが見送ってきたのである。「1966年の金沢大会以来、鎖国的な状況であったわが国の精神神経学会」にとって「黒船」来航、開国ともいうべき役割を果たしたと述べている。

山口成良氏の報告を受けて「これからの精神神経学会の在り方を語る」座談会（平成8年、1996から平成21年　2009までの歴代理事長七氏による）が、行われている（精神経誌　112巻9号、10号に掲載）。内容は、山口報告とほぼ同じであるが、山内俊雄理事長時代ころから、金沢学会から引き続いた混乱はなくなり、「会員のための学会を目指し」、ことがすすまない時には「現実主義をとること」などの原則が確立していった様子が語られている。一方、厚労省は、相談窓口を「精神病院協会」に変えており、性同一性障害のガイドラインづくりで厚労省から相談があった時の喜びなどが率直に語られている。

※「精神神経学会百年史」にも金沢学会とそれ以後の歴史が語られている。

秋元氏は、金沢学会以後学会の名に値しない錯乱状態に陥り…そしてこのおぞましい錯乱、なぜ起きたのかの検証が遂に行なわれるとなく、うやむやのうちに「正常化」したのは、もっとも遺憾なことであった。創立百年が過去の過ちを自省する機会となることを期待いたい、と述べている。しかし、百年史では、金沢学会とそれ以後の混乱は、　長い百年の中の一部扱いであり、当時の関係者にそれぞれの頁を与えている。「理事長時代の思い出」では、臺弘氏、山口成良氏が、触れているが、これまで記してきたことと、取り立てて変わってはいない。

3「東京大学精神医学教室120年」誌での金沢学会

同誌は1996（平成8年6月）の教室の組織統合後、10年目に編纂されている。2002年には、病棟移転（赤煉瓦病棟閉鎖）し、紛争時代は終わっていた。教室の総力を挙げて編まれたもので、歴史、研究の系譜、臨床統計、年表、エポックメーキングな出来事（第3部）など約300頁からなる、マイルストーン誌である。その中に東大紛争について二つの論説がある。いずれも旧精神科師連合派（赤煉瓦）にいた、森山公夫氏のものと、富田三樹生氏のものである。岡田靖雄氏は「精神科医療史の中の東大精神科」という力作と年表作成を行っている（編集委員会の一人）が、金沢学会などには論及していない。また、旧教室派の人たちからは、金沢学会や紛争に直接論及したものはない。

森山氏の論説「東大闘争と東大精神科」は、きわめて離れた距離から淡々と自らの闘争の流れや意義を評価しているものである。世界的に見れば「1968年革命」の一環であり…から始まり、自らが正規職員化することにより、自主管理病棟の看板が外れたこと、「医局講座制解体」は近年やっと厚生労働省の手によって実現の運びになったこと（独立行政法人化により、学長への権限集中、各科教授は人事の推薦はできるが決定権を失ったこと…これこそ国の狙いであり「泳がらせ政策」の成果であろう）、赤煉瓦を辞

（資料３）

める気になったのは、東大精神科の統合を促すためであったなど、内容的には自己撞着しているが、一流の文章表現と巧みな比喩で、和解を肯定し、精彩？を放っている。

富田氏の「自主管理闘争の私的回顧」は、これに反して、統合はしたけれどまだ憤懣やるかたなしという感情がマグマのように伝わってくる。闘争経過や宇都宮事件と教室派との関連追及も赤煉瓦時代そのものであり、赤煉瓦の最後の一人として節を曲げないという意気込みが伝わってきて逆に好感が持てる。こういう人たちも含め続くのが「医局」や「教室」「同窓会」などの持つ凄さ、鵺的な組織本質なのであろう。

■著者紹介
中澤 正夫（なかざわ・まさお）
昭和37年、群馬大学医学部卒。インターンを経て、昭和38年、群馬大学精神科入局。48年、精神科講師。
54年、代々木病院精神科部長。平成7年、みさと協立病院長。同10年、代々木病院副院長。同14年定年退職。
［主な著書］『分裂病の生活臨床』正・続〈共著〉、『精神衛生をはじめる人のための100か条』（創造出版）、『地図は現地ではない』『凹の時代』『修羅果てしなく—相馬で考える』（萌文社）、『空っ風村の健康戦争』『患者のカルテにみた自分』『死の育て方』（情報センター出版局）、『ヒバクシャの心の傷を追って』『死のメンタルヘルス』（岩波書店）、『治せる精神科医との出会い方』（朝日新聞社）

装幀◎澤口　環

巨大なる空転　日本の精神科地域処遇はなぜ進まないのか
—昭和40年代精神神経学会「混乱」の再検討—

2017年10月30日　第1刷発行
（定価はカバーに表示してあります）

著　者　　中澤　正夫

発行者　　山口　章

発行所　名古屋市中区大須1丁目16-29
振替 00880-5-5616 電話 052-218-7808
http://www.fubaisha.com/
風媒社

乱丁・落丁本はお取り替えいたします。　＊印刷・製本／モリモト印刷
ISBN978-4-8331-1122-5